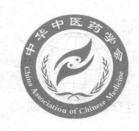

团 体 标 准

中医整脊科临床诊疗指南

U0346867

2019-01-30 发布

2020-01-01 实施

中华中医药学会 发布

图书在版编目（CIP）数据

中医整脊科临床诊疗指南／中华中医药学会编 . —
北京：中国中医药出版社，2020.3
ISBN 978 - 7 - 5132 - 5935 - 4

Ⅰ . ①中… Ⅱ . ①中… Ⅲ . ①脊椎病 - 按摩疗法（中
医）- 指南 Ⅳ . ①R274. 915 - 62

中国版本图书馆 CIP 数据核字（2019）第 279223 号

中华中医药学会
中医整脊科临床诊疗指南

*

中 国 中 医 药 出 版 社 出 版
北京经济技术开发区科创十三街 31 号院二区 8 号楼
邮政编码 100176
网址 www. cptcm. com
传真 010 - 64405750
河北省武强县画业有限责任公司印刷
各地新华书店经销

*

开本 880 × 1230 1/16 印张 4. 75 字数 135 千字
2020 年 3 月第 1 版 2020 年 3 月第 1 次印刷

*

书号 ISBN 978 - 7 - 5132 - 5935 - 4 定价 75. 00 元

*

社长热线 010 - 64405720
购书热线 010 - 89535836
维权打假 010 - 64405753

微信服务号 zgzyycbs
微商城网址 https：//kdt. im/LIdUGr
官方微博 http：//e. weibo. com/cptcm
天猫旗舰店网址 https：//zgzyycbs. tmall. com

如有印装质量问题请与本社出版部联系（010 - 64405510）

序　言

　　为落实好 2014 年中医药部门公共卫生服务补助资金中医药标准制修订项目工作任务，受国家中医药管理局政策法规与监督司委托，中华中医药学会开展对中医临床诊疗指南制修订项目进行技术指导和质量考核评价、审查和发布等工作。此次中医临床诊疗指南制修订项目共计 240 项，根据学科分为内科、外科、妇科、儿科、眼科、骨伤科、肛肠科、皮肤科、糖尿病、肿瘤科、整脊科、耳鼻喉科 12 个专业领域，分别承担部分中医临床诊疗指南制修订任务。根据《2015 年中医临床诊疗指南制修订项目工作方案》（国中医药法监法标便函〔2015〕3 号）文件要求，中华中医药学会成立中医临床诊疗指南制修订专家总指导组和 12 个学科领域专家指导组，指导项目组按照双组长制开展中医临床诊疗指南制修订工作（其中有 8 个项目未按期开展）。在中医临床诊疗指南制修订专家总指导组的指导下，中华中医药学会组织专家起草印发了《中医临床诊疗指南制修订技术要求（试行）》《中医临床诊疗指南制修订评价方案（试行）》《中医临床诊疗指南（草案）格式说明及规范（试行）》等文件，召开中医临床诊疗指南制修订培训会及论证会 20 余次，组织专家 280 余人次召开 25 次中医临床诊疗指南制修订项目审查会，经 2 次中医临床诊疗指南制修订专家总指导组审议，完成中医临床诊疗指南制修订工作。其中，有 171 项作为中医临床诊疗指南发布，56 项以中医临床诊疗专家共识结题，5 项中医临床诊疗专家建议结题。按照中医临床诊疗指南制修订审议结果，结合各项目组实际情况，对中医临床诊疗指南进行编辑出版，供行业内参考使用。

　　附：中医临床诊疗指南制修订专家总指导组和中医整脊科临床诊疗指南制修订专家指导组名单

中医临床诊疗指南制修订专家总指导组

中医整脊科临床诊疗指南制修订专家指导组

目　次

ICS 11.120
C 05

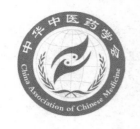

团 体 标 准

T/CACM 1225—2019
代替 ZYYXH/T431—2012

中医整脊科临床诊疗指南
骶髂关节错缝症

Clinical guidelines for diagnosis and treatment of spinal orthopedics in TCM
Sacroiliac joint subluxation

2019-01-30 发布

2020-01-01 实施

中华中医药学会 发布

前　言

本指南按照 GB/T1.1—2009 给出的规则起草。

本指南代替了 ZYYXH/T 431—2012 中医整脊常见病诊疗指南·骶髂关节错缝症，与 ZYYXH/T431—2012 相比主要技术变化如下：

——修改了范围（见 1，2012 年版的 1）；

——修改了术语和定义（见 2，2012 年版的 2）；

——修改了体征（见 3.1.2.2，2012 年版的 3.1.2.2）；

——修改了鉴别诊断（见 3.2，2012 年版的 3.2）；

——修改了治疗原则（见 5.1，2012 年版的 5.1）；

——删除了外用药（见 2012 年版的 5.2.3.2）；

——增加了中成药（见 5.2.3.2）；

——增加了预防与调护（见 5.3）；

——增加了疗效评定（见 6）；

——增加了参考文献。

本指南由中华中医药学会提出并归口。

本指南主要起草单位：福建中医药大学附属第二人民医院。

本指南参加起草单位：河南省中医院、北京中医药大学针灸推拿学院、上海中医药大学附属岳阳中西医结合医院、天津中医药大学第一附属医院、浙江中医药大学附属第三医院、福建中医药大学附属人民医院、厦门市中医院、福建中医药大学附属泉州市正骨医院、云南省中医医院等。

本指南主要起草人：李长辉、黄俊卿、于天源、孙武权、王金贵、吕立江、黄振刚、熊永强、翁文水、王春林、张坤木、林斌强。

本指南于 2012 年 10 月首次发布，2019 年 1 月第一次修订。

引　言

　　骶髂关节错缝症是临床常见病。中医学治疗骶髂关节错缝症有悠久的历史、丰富的经验。几千年来，历代医家积累总结了大量宝贵的临床经验。2012 年发布的《中医整脊常见病诊疗指南》对于规范常见脊柱劳损病的中医临床诊断、治疗，为临床中医师提供常见脊柱劳损病整脊常规处理策略与方法，全面提高常见脊柱劳损病中医临床疗效和科研水平方面发挥了重要作用。但有关骶髂关节错缝症的疗效评价却是见仁见智，为骶髂关节错缝症的中医诊治验证带来了一定的阻碍。基于此，开展了骶髂关节错缝症疗效评价研究工作，使《中医整脊科临床诊疗指南·骶髂关节错缝症》更加严谨、规范，便于中医治疗骶髂关节错缝症的推广实施。

　　本次修订的文献研究基于循证医学收集的证据、古代和现代文献评价、指南相关的研究成果、重点专科诊疗方案、重点学科建设成果等，按照指南相关内容进行统计、分析、总结。其中调查问卷参照德尔菲法进行专家调查。同时，此次修订工作开展了同行一致性评价及质量方法学评价，避免了指南在实施过程中由于地域差别造成的阻碍，最大程度保证了指南的规范性、科学性及可行性。

中医整脊科临床诊疗指南 骶髂关节错缝症

1 范围

本指南规定了骶髂关节错缝症的诊断、治疗和疗效评定。

本指南适用于骶髂关节错缝症的诊断、治疗和疗效评定。

2 术语和定义

下列术语和定义适用于本指南。

2.1

骶髂关节错缝症 Sacroiliac joint subluxation

骶髂关节错缝症是指骶髂关节因慢性劳损或急性外力作用下，关节韧带张力失衡，骶髂关节耳状关节面发生错位，导致骶髂关节及腰胯部疼痛等系列症状。

骶髂关节错缝症有文献称"骶髂关节紊乱综合征""骶髂关节错位""骶髂关节损伤""骶髂关节半脱位"，属中医学"痹证""腰胯痛"等范畴。

3 诊断

3.1 诊断要点

3.1.1 病史

多有外伤史、腰胯负重史，或者妇女妊娠生育史。

3.1.2 临床表现

3.1.2.1 症状

腰下部疼痛，并有单侧或双侧骶髂关节臀外上方疼痛。单侧或双侧交替发生坐骨神经样疼痛。弯腰、翻身、仰卧等均能引起症状加重。患侧下肢疼痛无力，可有下肢放射性疼痛，偶有麻木感，自觉下肢有延长或短缩。

3.1.2.2 体征

患侧骶髂关节周围可见肌肉痉挛，下肢活动受限，且不能负重，或呈"歪臀跛行"的特殊姿势。双下肢不等长，可见骨盆倾斜，髂后上棘处不等高，有凹陷或饱满感。骶髂关节有局限性压痛和叩击痛。单腿站立试验阳性，骨盆分离、挤压试验、"4"字试验、床边试验、下肢后伸试验等试验至少有一项为阳性。

3.1.2.3 影像学检查

3.1.2.3.1 X线检查

骨盆正位X线片显示骨盆旋转（闭孔左右不对称等），部分患者可见患侧骶髂关节间隙增宽或变窄，关节面排列紊乱，耻骨联合略有上下移动。腰椎椎曲基本正常，Ⅰ～Ⅱ级。

3.1.2.3.2 CT检查

可见关节面不对称。

3.1.3 诊断分型

3.1.3.1 前错位

发生于下肢伸髋屈膝的位置上，患侧髂后上棘（下棘）下缘位置较健侧偏上，髂后上棘处有凹陷感，X线摄片示髂骨稍向下错位，患侧耻骨联合略向下移动。

3.1.3.2 后错位

发生于下肢屈髋伸膝的位置上，患侧髂后上棘（下棘）下缘位置较健侧偏下，髂后上棘处有饱满感，X线摄片示髂骨稍向上错位，患侧耻骨联合略向上移动。

3.2 鉴别诊断

3.2.1 腰椎间盘突出症

本病好发于青壮年，中老年多为反复发病，往往有腰部外伤、积累性损伤或外感风寒湿邪等病史。症见腰腿痛或单纯性腰痛或下肢放射痛，影像学检查 CT 或 MRI 可明确诊断。

3.2.2 强直性脊柱炎

本病常见于 15～30 岁男性，主要侵犯骶髂关节、椎间关节及椎旁韧带，最后导致整个脊柱强直畸形。实验室检查可见 HLA－B_{27} 阳性，C 反应蛋白阳性，类风湿因子阴性，血沉增快；X 线摄片可见骶髂关节模糊，边缘不清，间隙狭窄；MRI 检查早期可见炎性反应。

3.2.3 髋关节疾病

包括髋关节滑膜炎、髋关节骨关节炎、股骨头缺血性坏死等，表现为髋关节局部疼痛、活动受限等，"4"字试验、床边试验可为阳性，X 线摄片、CT、MRI 检查可明确诊断。

3.2.4 骶髂关节结核

无外伤史或仅有轻微外伤史，局部出现症状，并有全身症状，如低烧、盗汗、消瘦等，X 线摄片检查即可明确诊断。

3.2.5 骶髂关节致密性骨炎

本病多见于中年女性，以妊娠后期，尤其分娩后多见，亦可见于尿路或女性附件慢性感染后，或盆腔内其他感染。症见骶髂部疼痛，80% 为一侧性，尤以步行、站立及负重为剧，但多可忍受。X 线摄片早期无变化，后期显示髂骨面骨质硬化，但无骨质破坏。邻近骶髂关节的髂骨硬化改变，常累及关节远侧 1/2 区域，一般不侵犯骶骨侧。X 线摄片即可鉴别。

4 辨证

4.1 气滞血瘀证

有明显外伤史、单侧下肢突然负重史，使骶髂关节筋脉突然受伤，气血瘀滞不通，不通则痛，从而出现腰痛转侧不利，活动受限，痛有定处，骶髂关节部有压痛，腰骶部周围肌肉明显紧张，腹胀，大便干。舌紫暗，或有瘀斑，苔薄黄，脉弦紧或涩。

4.2 肝肾亏虚证

素体肝肾不足，或劳力负重，或妇女妊娠、产后筋骨慢性劳损，气血虚弱，致使骶髂关节韧带松弛，筋骨不固而错位。舌淡苔白，脉细弱。

5 治疗

5.1 治疗原则

理筋、正骨、练功为原则。

5.2 治疗方法

5.2.1 理筋疗法（推荐级别：C）

5.2.1.1 药熨或熏蒸法

应用活血化瘀、舒筋活络药物，水煎后直接熨烫或用药蒸气直接熏蒸骶髂关节部，促进局部血液循环，改善组织新陈代谢，缓解肌肉痉挛和疼痛，每次 30 分钟。

药熨时温度以患者适应为宜，避免烫伤；所用药物尽量选择对皮肤刺激小的，熨后如局部皮肤有红点、出现过敏反应者，需停用本法。

5.2.1.2 针刺法

以八髎穴位为主，可配合电针治疗，每天 1 次，每次 30 分钟。

5.2.1.3 推拿法

在骶臀部施搂、揉、拿、拍打等推拿按摩手法，每次 20 分钟。

5.2.2 正骨法（推荐级别：A）

常用腰骶侧扳法。前错位应用手牵顶盆法的术式一，后错位应用过伸压盆法等。施正骨法时忌用暴力。

5.2.3 药物疗法

5.2.3.1 辨证论治（推荐级别：A）

5.2.3.1.1 气滞血瘀证

治法：活血化瘀，理气止痛。

主方：身痛逐瘀汤（《医林改错》）加减。

5.2.3.1.2 肝肾亏虚证

治法：补益肝肾，强筋健骨。

主方：六味地黄丸（《小儿药证直诀》）加减。

5.2.3.2 中成药（推荐级别：A）

可根据辨证选用温经通络、活血止痛的腰痛宁胶囊，滋补肝肾、强筋健骨的仙灵骨葆胶囊，也可局部敷贴活络止痛、祛风湿的消痛贴膏。

5.2.4 练功疗法

病情稍缓解后，应加强腰、髋部的功能锻炼，以缓解腰、髋部的肌肉紧张，增强腰骶部肌肉的力量。可选"健脊强身十八式"第十式、第十一式、第十四式、第十六式、第十七式。

5.3 预防与调护

——卧硬板床，注意休息。

——避免久坐。

——注意腰部保暖。

6 疗效评定

6.1 治愈

腰骶部疼痛消失，腰腿部活动功能自如，影像学检查骶髂关节结构正常。

6.2 好转

腰骶部疼痛减轻，腰腿部活动功能改善，影像学检查骶髂关节结构不对称程度改善。

6.3 未愈

腰骶部疼痛及腰腿部活动功能无改善，影像学检查骶髂关节结构不对称程度无改善。

参 考 文 献

[1] 韦以宗. 中国整脊学 [M]. 北京：人民卫生出版社，2012.

[2] 黄俊卿，田新宇. 骶髂关节错缝症诊疗指南编写报告 [J]. 世界中医骨科杂志，2011，12（1）：28.

[3] ZYYXH/T417—441—2012，中医整脊常见病诊疗指南 [S]. 北京：中国中医药出版社，2012.

[4] 潘之清. 实用脊柱病学 [M]. 济南：山东科学技术出版社，1996.

[5] 孙树椿. 中医筋伤学 [M]. 北京：人民卫生出版社，1990.

[6] 韦贵康. 中医筋伤学 [M]. 上海：上海科学技术出版社，2001.

[7] 严隽陶. 推拿学 [M]. 北京：中国中医药出版社，2009.

[8] 师宁宁，沈国权，何水勇，等. 骶髂关节紊乱在 X 线片上的表现形式和临床意义 [J]. 中国骨伤，2013，26（02）：102－106.（中医文献依据分级：V，Minors 评分：8 分）

[9] 邵春云，汪丽杰，宋婧，等. 贴敷疗法治疗妊娠相关性骨盆痛的疗效观察 [J]. 长春中医药大学学报，2010，26（05）：765－766.（中医文献依据分级：Ⅱ，Jadad 量表评分：2 分）

[10] 张颖会. 扳法结合关刺治疗骶髂关节错缝的临床观察 [D]. 济南：山东中医药大学，2013.（中医文献依据分级：Ⅱ，Jadad 量表评分：2 分）

[11] 李世刚，程程，叶光强. 正骨推拿治疗骶髂关节骨错缝的对比研究 [J]. 辽宁中医药大学学报，2011，13（09）：109－110.（中医文献依据分级：Ⅰ，Jadad 量表评分：3 分）

[12] 梁恒晔，冯前，王恒斌，等. 手法复位治疗骶髂关节半脱位临床分析 [J]. 中国误诊学杂志，2010，10（18）：4376.（中医文献依据分级：Ⅰ，Jadad 量表评分：2 分）

[13] 黄辉贤. 推拿加正骨手法治疗骶髂关节损伤的临床观察 [J]. 按摩与导引，2006，22（03）：12－13.（中医文献依据分级：Ⅰ，Jadad 量表评分：1 分）

[14] 严隽陶. 推拿学 [M]. 北京：中国中医药出版社，2014.

[15] 沈正雄. 骶髂关节推拿整复与临床手法研究 [D]. 广州：广州中医药大学，2014.（中医文献依据分级：Ⅱ，Jadad 量表评分：2 分）

[16] 孙大桥，王德瑜. 理筋整复治疗骶髂关节功能紊乱症 50 例 [J]. 光明中医，2011，26（06）：1177－1179.（中医文献依据分级：Ⅰ，Jadad 量表评分：1 分）

[17] 司马雄翼. 手牵足蹬法整复骶髂关节错缝 250 例临床观察 [J]. 中医药导报，2008，14（06）：68－69.（中医文献依据分级：Ⅰ，Jadad 量表评分：1 分）

[18] ZY/T001.1—001.9—94，中医病证诊断疗效标准 [S]. 南京：南京大学出版社，1994.

ICS 11.120
C 05

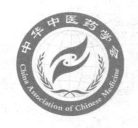

团　体　标　准

T/CACM 1294—2019
代替 ZYYXH/T421—2012

中医整脊科临床诊疗指南
颈椎椎曲异常综合征

Clinical guidelines for diagnosis and treatment of spinal orthopedics in TCM
Spinal curvature derangement syndrome

2019-01-30 发布
2020-01-01 实施

中华中医药学会 发布

前　言

本指南按照 GB/T1.1—2009 给出的规则起草。

本指南代替了 ZYYXH/T421—2012 中医整脊常见病诊疗指南·颈椎椎曲异常综合征，与 ZYYXH/T421—2012 相比主要技术变化如下：

——修改了范围（见 1，2012 年版本的 1）；

——增加了适用对象（见 1）；

——修改了诊断及鉴别诊断（见 3，2012 年版本的 3）；

——修改了理筋疗法（见 5.2.1，2012 年版本的 5.2.1）；

——修改了正脊调曲疗法（见 5.2.2，2012 年版本的 5.2.2）；

——修改了辨证论治（见 5.2.3.1，2012 年版本的见 5.2.3.1）；

——删除了注意事项（见 2012 年版本的 5.3）；

——增加了预防与调摄（见 5.3）；

——增加了疗效评定（见 6）。

本指南由中华中医药学会提出并归口。

本指南主要起草单位：贵州中医药大学第一附属医院。

本指南参加起草单位：上海中医药大学附属龙华医院、长春中医药大学推拿学院、成都军区昆明总医院、甘肃省中医院、河南省中医院、台州恩泽医院、北京电力医院、广东省中医院、广西骨伤医院。

本指南主要起草人：陈久毅、王拥军、雷鸣、刘明军、邹培、赵道洲、黄俊卿、应有荣、李俊杰、陈文治、安平。

本指南于 2012 年 10 月首次发布，2019 年 1 月第一次修订。

引　言

　　2012 年发布的《中医整脊常见病诊疗指南》对于规范常见脊柱劳损病的中医临床诊断、治疗，为临床中医师提供常见脊柱劳损病整脊常规处理策略与方法，全面提高常见脊柱劳损病中医临床疗效和科研水平方面发挥了重要作用。但临床中发现缺乏疗效评定方法，且定义不够准确、鉴别诊断不够完善等问题，基于以上原因对该指南进行补充、修订、完善。

　　按照《关于印发 2015 年中医临床诊疗指南和治未病标准制修订项目工作方案的通知》（国中医药法监法标便函〔2015〕3 号）要求，中华中医药学会组织成立了中医整脊临床诊疗指南专家指导组。经个人报名、学科专家指导组协调成立颈椎椎曲异常综合征（修订）项目工作组。本次修订基于文献研究、两轮专家问卷调查、专家论证会、同行征求意见、临床评价（临床一致性评价）等工作，项目工作组在多次分析研究的基础上，按照中医临床诊疗指南编写规则，完成了指南修订工作。

　　本次修订的目的主要是为了规范整脊科颈椎椎曲异常综合征的临床医疗行为，给临床医生推荐可以实际应用的颈椎椎曲异常综合征诊断、鉴别诊断、中医辨证和治疗的方法。

中医整脊科临床诊疗指南 颈椎椎曲异常综合征

1 范围

本指南规定了颈椎椎曲异常综合征的诊断、治疗与疗效评定。

本指南适用于颈椎椎曲异常综合征的诊断、治疗与疗效评定。

2 术语和定义

下列术语和定义适用于本指南。

2.1

颈椎椎曲异常综合征 Spinal curvature derangement syndrome

颈椎椎曲异常综合征是指因慢性劳损，颈部肌力失衡，导致颈椎椎体旋转倾斜、椎曲异常、椎间孔变窄，刺激到颈神经、相邻的交感神经及椎动脉，出现的系列症候群。临床上可分为神经根型和椎动脉型。

颈椎椎曲异常综合征以往称"颈椎失稳症"，属中医"颈肩痛""颈项痹""眩晕"等范畴。

3 诊断

3.1 诊断要点

3.1.1 病史

多见于长期伏案、高枕的各年龄段人群，其中以中老年居多，常与风寒湿刺激、慢性劳损、咽喉部感染、颈部外伤等有关。

3.1.2 临床表现

3.1.2.1 症状

神经根型主要表现为与臂丛神经分布区相一致的感觉、运动障碍及腱反射变化。临床症状可见颈部单侧局限性疼痛，颈根部呈电击样向肩、上臂、前臂乃至手指放射，且有麻木感。疼痛呈酸痛、灼痛或电击样痛，颈部后伸、咳嗽，甚至增加腹压时疼痛可加重，上肢沉重，酸软无力，持物易坠落。

椎动脉型临床可见随头颈部体位改变而引起眩晕，颈枕部或枕顶部发作性头痛，视力减退、耳鸣、听力下降，可有猝倒发作。常因头部活动到某一位置时诱发或加重，颈部旋转时引起眩晕发作是本病的最大特点。

3.1.2.2 体征

神经根型可见颈部肌肉明显僵硬，病变颈椎棘突、患侧肩胛骨内上角和胸大肌区常有压痛，上肢和手指感觉减退，可有肌肉萎缩。可有受累神经根支配的腱反射减弱或消失。臂丛神经牵拉试验、椎间孔挤压试验均可呈阳性。

椎动脉型可见头部后仰和旋转时，眩晕等症状发作或加重。

3.1.2.3 影像学检查

3.1.2.3.1 X线检查

可见颈椎生理曲度减小、消失、反弓或增大，呈Ⅱ～Ⅴ级改变，椎间孔变窄。

3.1.2.3.2 CT检查

可清楚地显示椎间盘突出及脊神经根受压情况。

3.1.2.3.3 MRI检查

可以从颈椎的矢状面、横断面及冠状面观察椎管内结构的改变，脊髓、椎间盘组织显示清晰。

3.1.2.4 辅助检查

3.1.2.4.1 神经肌电图检查

神经根型可见受累的神经根支配肌节出现低电压、多相运动电位等。正中神经、尺神经的传导速度可有不同程度降低。因颈椎退变增生的节段不同，受累的神经根亦有所不同，临床上最常见的是颈5~6和颈6~7节段。

3.1.2.4.2 经颅多普勒检查

椎动脉型可提示椎-基底动脉供血不全或障碍，对本型颈椎椎曲异常综合征的诊断有重大意义。

3.1.2.4.3 脑血流图检查

对椎动脉型颈椎椎曲异常综合征的诊断有参考价值。多在颈椎自然位和转颈位检查，如出现主波峰角变圆、重波峰低或消失，主波上升时间延长，波幅降低则提示椎基底动脉供血不足或障碍。

3.2 鉴别诊断

3.2.1 神经根型颈椎椎曲异常综合征

3.2.1.1 急性斜颈

急性斜颈起病突然，主要表现为一侧颈部肌群紧张僵硬、酸胀疼痛，疼痛可放射至肩背部、上肢、头部。颈部屈伸、旋转活动受限，触诊检查颈部肌肉紧张呈僵硬状。X线摄片示可有颈椎生理曲度、序列的改变。

3.2.1.2 钩椎关节紊乱症

本病多见于青壮年，主要表现为颈项部疼痛或者牵涉肩背部疼痛。颈部活动障碍，颈部肌肉紧张，旋转活动受限，触压颈肩部有压痛。X线摄片示钩椎关节不对称，颈椎曲度稍有改变或者正常。

3.2.1.3 急性颈椎间盘突出症

发病急，可因姿势不当或者受凉后突然感到颈肩背部疼痛，并有上肢麻痹、窜痛，颈部活动受限。检查可触及颈部肌肉僵硬，患侧明显，可有压痛点，臂丛神经牵拉试验阳性。CT或MRI可显示对颈椎脊髓、神经根压迫程度。

3.2.1.4 颈肋综合征

多因第七颈椎横突过长或有颈肋的机械压迫，前斜角肌痉挛压迫臂丛神经和锁骨下动脉而产生。主要表现为手指发凉、发紫或苍白，高举患肢时症状减轻，Adson试验阳性。X线摄片示第七颈椎横突过长或横突外端有游离小肋骨。

3.2.1.5 颈肌筋膜炎

颈部剧痛广泛，但无明显放射痛。少有麻痛，若有麻木区一般不按脊神经节段分布，无腱反射异常。X线摄片多未见异常。抗炎药物有效。

3.2.1.6 肩周炎

多见于50岁左右患者。肩部疼痛，活动受限，一般不向前臂放射。压痛点多在肱二头肌短头、喙突附着处及肱二头肌长头腱鞘部。

3.2.1.7 胸廓出口综合征

本病疼痛多呈针刺样或烧灼样，可出现典型的臂丛神经痛。疼痛受压点多向患侧颈部、腋下、前臂内侧及手部放射。患侧手高举不耸时，锁骨动脉受压，出现手部皮肤变冷、苍白，甚至出现典型的雷诺现象。

3.2.1.8 肘管综合征

临床主要表现为手背尺侧、小鱼际、小指及环指尺侧感觉异常，通常为麻木或刺痛。检查可见手部小鱼际、骨间肌萎缩，环、小指呈爪状畸形，夹纸试验阳性，尺神经沟处Tinel征阳性。电生理检查发现肘下尺神经传导速度减慢，小鱼际及骨间肌肌电图异常。

3.2.1.9 腕管综合征

由于正中神经在腕管内受压，导致手指麻木、疼痛和雷诺现象。与手腕过度背伸有关。突出症状是麻木，一般限于桡侧3个手指，几乎所有患者均在夜间发作或加剧，影响睡眠。腕管韧带加压试验与腕关节背屈试验阳性，但颈神经根牵拉和压顶试验阴性。

3.2.2 椎动脉型颈椎椎曲异常综合征

3.2.2.1 寰枢关节错位

患者头枕部胀痛不适感，头痛，方位性眩晕，眩晕严重时可引起跌扑。颈项僵直，活动障碍，触诊可摸到侧偏之寰椎，局部可压痛。桡动脉试验阳性。X线张口位可见齿状突偏歪或者前倾。

3.2.2.2 梅尼埃综合征

为内耳膜迷路积水，表现为发作性眩晕，波动性听力减退及耳鸣。其特点是耳鸣加重后眩晕发作，眩晕发作后耳鸣逐渐减轻或消失。耳喉鼻科可协助诊断。

3.2.2.3 脑动脉硬化

有大脑皮层功能减退症状，如头晕、记忆减退，与颈椎活动无关。多伴有眼底动脉、主动脉、冠状动脉硬化症状。血压特点是舒张压高，收缩压低，即脉压差减少。血清总胆固醇量增高，总胆固醇与磷脂的比值增高，β-脂蛋白和甘油三酯增高等。

3.2.2.4 颅内肿瘤

第四脑室或颅后凹肿瘤可直接压迫前庭神经及其中枢，患者转头时可突发眩晕。常有头痛、呕吐等颅内压增高征。头颅 CT 检查可发现肿瘤病灶。

4 辨证

4.1 风寒痹阻证

颈项强硬，活动不利，疼痛由颈项窜至肩或上肢，遇寒痛甚。舌质淡红，苔薄白，脉浮紧。

4.2 经络虚寒证

上肢麻木、疼痛，以麻木为主，兼四肢欠温，疲倦乏力，怕冷。舌肥大，苔薄白，脉沉细。

4.3 肝阳上亢证

头晕目眩，耳鸣多梦，肢体麻木，情绪激动时易诱发。舌红少津，苔黄，脉细弦。

4.4 气血亏虚证

头昏眼花，面色苍白，气短乏力。舌质淡，苔薄白，脉细无力。

4.5 痰湿中阻证

头晕头痛，四肢沉重乏力，神倦懒言，呕恶痰涎，纳差腹胀。苔厚腻，脉弦细。

5 治疗

5.1 治疗原则

以理筋、调曲、练功为原则。

5.2 治疗方法

5.2.1 理筋疗法

5.2.1.1 药熨法（推荐级别：D）

将活血化瘀、温经通络的中草药打成粗粉，加酒、醋各半拌匀，加热后纱布包裹，在颈背部进行药熨，热熨致皮肤潮红，以改善肌肉功能。每天1次，每次30分钟，10天一个疗程，休息1天，再行第二疗程。药熨时温度以患者适应为宜，避免烫伤；所用药物尽量选择对皮肤刺激小的，熨后如局部皮肤有红点、出现过敏反应者，需停用本法。

5.2.1.2 针刺法（推荐级别：D）

取大椎、关元、气海、足三里、阿是穴等穴位，可配合电针治疗，每天1次，每次30分钟，10天一个疗程，休息1天，再行第二疗程。针刺时要防止出现晕针、滞针、弯针、断针及针刺引发的出血、皮下血肿、针后异常感、气胸、神经损伤、内脏损伤等，出现以上情况者，需立即停止针刺，对症治疗。

5.2.1.3 推拿法（推荐级别：D）

对症状较轻者可行擦法、拿法、揉法等手法放松颈项部肌群。推拿手法治疗宜柔和，切忌暴力。

5.2.1.4 拔罐法（推荐级别：D）

可取肩井穴、大椎穴、天宗穴、肩贞穴等进行拔罐治疗。拔罐手法宜轻、快、稳、准，防止烫伤。

5.2.2 正脊调曲疗法

5.2.2.1 正脊骨法（推荐级别：D）

基本手法有牵颈折顶法、颈椎旋提法。牵颈折顶法每天 1 次，10 天一个疗程，休息 1 天，再行第二疗程，颈椎旋提法据病情选用。椎动脉型椎曲病理反弓的患者，不宜使用旋转颈椎的手法。

5.2.2.2 牵引调曲法（推荐级别：D）

行卧位颈椎布兜牵引法，每天 1~2 次，10 天一个疗程，休息 1 天再行第二疗程。

颈椎椎曲异常综合征正脊调曲治疗一般一个疗程显效，两个疗程后复查 X 线摄片观察椎曲恢复程度，疗效观察为 2~6 个疗程。肌肉神经功能恢复依靠自主练功。

5.2.3 药物疗法

5.2.3.1 辨证论治

5.2.3.1.1 风寒痹阻证

治法：祛风散寒，通络止痛。

主方：葛根汤（《伤寒论》）加减。（推荐级别：D）

5.2.3.1.2 经络虚寒证

治法：益气温经，和营通痹。

主方：黄芪桂枝五物汤（《金匮要略》）加减。（推荐级别：D）

5.2.3.1.3 肝阳上亢证

治法：平肝潜阳，息风止痉。

主方：天麻钩藤饮（《杂病证治新义》）加减。（推荐级别：D）

5.2.3.1.4 气血亏虚证

治法：益气养血，提升清阳。

主方：归脾汤（《济生方》）加减。（推荐级别：D）

5.2.3.1.5 痰湿中阻证

治法：化痰利湿，舒筋通络。

主方：温胆汤（《三因极一病证方论》）加减。（推荐级别：D）

5.2.3.2 中成药

选用具有活血祛瘀，通络止痛或补益肝肾作用的中成药，如颈舒颗粒或颈复康颗粒（推荐级别：B），也可局部敷贴活血止痛类膏药，如消痛贴膏。

5.2.4 练功疗法（推荐级别：D）

练功疗法是巩固疗效、防止复发的重要手段。可选用健脊强身十八式第一式至第七式和第十八式之一进行训练。

5.3 预防与调摄

——本病视年龄大小和颈椎曲度改变程度决定疗程和疗效，一般青壮年患者（35 岁以下），颈椎常无严重反弓者，用整脊法疗法治疗 2~4 周可望治愈。中老年患者或者颈曲加大或者反弓者，用整脊疗法需要 6~8 周。

——本病治疗以调曲为主要治疗目标，若症状消失或者减轻，椎曲无改变者，多容易复发。

——对颈椎曲度严重紊乱的患者，如不恢复颈椎曲度，迁延日久，容易继发颈椎管狭窄症。

6 疗效评定

6.1 治愈

症状、体征消失；青壮年颈曲恢复到Ⅰ～Ⅱ级者，中老年颈曲改善2级以上者。

6.2 好转

症状、体征减轻；青壮年颈曲较治疗前改善2级以上，中老年颈曲有改善或改善1级者。

6.3 未愈

症状、体征和椎曲无改变。

附录 A 颈椎椎曲异常分级标准

（资料性附录）

表 A.1 颈椎椎曲异常分级标准

级　　别		颈　曲	
		弓形面积（cm²）	形态
Ⅰ（正常）		10～16（含10）	正常
Ⅱ（良好）		5～10（含5）	减小
Ⅲ（尚存）	1 型	1～5	显著减小
	2 型	1～5	上直下曲或上弓下曲、下弓上曲
Ⅳ（消失）		0	变直
Ⅴ（差）	1 型	负数	反弓
	2 型	＞16	加大

参 考 文 献

［1］ ZYYXH/T417—441—2012，中医整脊常见病诊疗指南［S］．北京：中国中医药出版社，2012.

［2］ 韦以宗．中国整脊学［M］．第 2 版．北京：人民卫生出版社，2012.

［3］ 王拥军，施杞，彭宝淦．颈椎病危险因素的病例对照研究［J］．中国中医骨伤科杂志，1997，5
（6）：14 – 18.（中医文献依据分级：V 级，MINORS 条目评价：15 分）

［4］ 苏友新，林善流，刘献祥．用枕及睡姿习惯与颈椎病关系的探讨［J］．中医正骨，1998，4
（3）：62 – 63.（中医文献依据分级：V 级，MINORS 条目评价：14 分）

［5］ 郑福增，杨豪，程少丹，等．颈椎病颈曲异常的 X 线征象及临床资料分析［J］．中医正骨，
2004，16（8）：21 – 22.（中医文献依据分级：V 级，MINORS 条目评价：13 分）

［6］ 常蜀英，常有进，王积昌，等．不同年龄症状性颈椎曲度异常患者临床表现与 X 线特征的相关
分析［J］．中国实用内科杂志，2002，22（7）：418 – 419.（中医文献依据分级：V 级，MI-
NORS 条目评价：15 分）

［7］ 黄德尤，陆玉敏，李清锋，等．青少年颈椎病 X 线平片诊断价值探讨的临床意义［J］．中国临
床医学影像杂志，2009，20（10）：788 – 790.（中医文献依据分级：V 级，MINORS 条目评价：
13 分）

［8］ 甘宗东，陈代陆，徐永清，等．颈椎曲度牵引治疗颈椎病的疗效观察［J］．西南国防医学，
2014，（8）：866 – 868.（中医文献依据分级：V 级，MINORS 条目评价：16 分）

［9］ 傅煌黎．推拿配合颈舒颗粒治疗颈椎病 60 例［J］．中医外治杂志，2013，22（02）：20 – 21.
（中医文献依据分级：V 级，MINORS 条目评价：14 分）

［10］ 闭业可．归脾汤加减协同治疗气血亏虚型颈椎病 78 例［J］．广西中医药，2004，27（01）：
37.（中医文献依据分级：V 级，MINORS 条目评价：13 分）

［11］ 方剑乔，王富春．刺法灸法学［M］．北京：人民卫生出版社，2012.

ICS 11.120
C 05

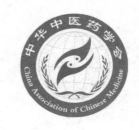

团 体 标 准

T/CACM 1295—2019
代替 ZYYXH/T422—2012

中医整脊科临床诊疗指南
颈椎管狭窄症

Clinical guidelines for diagnosis and treatment of spinal orthopedics in TCM
Cervical spinal stenosis

2019-01-30 发布

2020-01-01 实施

中华中医药学会 发布

前　言

本指南按照 GB/T 1.1—2009 给出的规则起草。

本指南代替了 ZYYXH/T422—2012 中医整脊常见病诊疗指南·颈椎管狭窄症，与 ZYYXH/T422—2012 相比主要技术变化如下：

——修改了范围（见 1，2012 年版的 1）；

——修改了术语和定义（见 2，2012 年版的 2）；

——修改了诊断（见 3，2012 年版的 3）；

——增加辨证分型（见 4.3）；

——修改了药熨法（见 5.2.1.1，2012 年版的 5.2.1.1）；

——修改了正脊骨法（见 5.2.2.1，2012 年版的 5.2.2.1）；

——修改了牵引调曲法（见 5.2.2.2，2012 年版的 5.2.2.2）；

——修改了辨证论治（见 5.2.3.1，2012 年版的 5.2.3.1）；

——修改了其他药物（见 5.2.3.3，2012 年版的 5.2.3.3）；

——删除了注意事项（2012 年版的 5.3）；

——增加了预防与调摄（见 5.3）；

——增加了疗效评定（见 6）。

本指南由中华中医药学会提出并归口。

本指南主要起草单位：贵阳中医学院第一附属医院。

本指南参加起草单位：台州路桥医院、常州市中医院、河南省中医院、潮州市中心医院、深圳市中医院、洛阳正骨医院、北京中医药大学东直门医院、北京昌平区光明骨伤医院、北京中医药大学推拿学院、甘肃省中医院、上海江东医院、唐山市人民医院、广西民族医院、解放军 105 医院、定远省总医院。

本指南主要起草人：郭礼跃、应有荣、张有伟、黄维琛、黄彦昌、陈剑俊、韦以宗、黄俊卿、林廷章、林远方、宋永伟、王建军、于天源、赵道洲、韦春德、陈文治、谭树生、任鸿、吴成如等。

本指南于 2012 年 10 月首次发布，2019 年 1 月第一次修订。

引　言

　　2012 年发布的《中医整脊常见病诊疗指南》对于规范常见脊柱劳损病的中医临床诊断、治疗，为临床中医师提供常见脊柱劳损病整脊常规处理策略与方法，全面提高常见脊柱劳损病中医临床疗效和科研水平方面发挥了重要作用。但临床中发现缺乏疗效评定方法，且尚存定义不够准确，鉴别诊断不够完善等问题，基于以上原因对该指南进行补充、修订、完善。

　　本次修订的文献研究基于循证医学收集的证据、古代和现代文献评价、指南相关的研究成果、重点专科诊疗方案、重点学科建设成果等，按照指南相关内容进行统计、分析、总结。其中调查问卷参照德尔菲法进行专家调查。同时，本次修订工作开展了同行一致性评价及质量方法学评价，避免了指南在实施过程中由于地域差别造成的阻碍，最大程度保证了指南的规范性、科学性及可行性。

中医整脊科临床诊疗指南　颈椎管狭窄症

1　范围

本指南规定了颈椎管狭窄症的诊断、治疗和疗效评定。

本指南适用于颈椎管狭窄症的诊断、治疗和疗效评定。发育性颈椎管狭窄不属于本指南范畴。

2　术语和定义

下列术语和定义适用于本指南。

2.1

颈椎管狭窄症 Cervical spinal stenosis

颈椎管狭窄症是指由于外伤、劳损等因素，引起椎曲紊乱，导致椎间盘突出、黄韧带增厚，使该平面椎管空间变窄，颈脊髓受压、血液循环障碍而引起的综合征。

颈椎管狭窄症既往文献称"脊髓型颈椎病"，属于中医"痿证""痹证"范畴。

3　诊断

3.1　诊断要点

3.1.1　病史

发病年龄多在40岁以上，常有慢性劳损因素，或有外伤史。

3.1.2　临床表现

3.1.2.1　症状

主要表现为慢性进行性四肢感觉及运动障碍。自觉下肢麻木，肌肉发紧，步态不稳，头重脚轻，有踩棉花样感觉；或上肢发抖、无力，手指精细运动功能障碍；胸部或腹部有束带感；或心悸、睡眠欠佳、头晕、头痛；严重者有痉挛性不全瘫，甚至大小便障碍。

3.1.2.2　体征

颈部僵硬，后伸、侧屈及旋转活动受限，棘突旁有压痛。

上肢可出现一侧或两侧感觉减退，肌力下降，持物不稳，精细动作困难。肱二、三头肌腱反射亢进，Hoffmann征阳性。

下肢感觉、运动障碍为其首发症状，单侧或双侧下肢麻木、沉重感，步态不稳，下肢多有感觉障碍，深感觉存在；或下肢肌张力增高，呈不完全性痉挛性瘫痪；膝、跟腱反射亢进，踝、髌阵挛阳性，肌痉挛侧的Babinski征阳性。

感觉障碍平面不规则，躯干部常从第二或第四肋以下感觉障碍，部分患者有大小便功能障碍。如出现痛觉、温觉与触觉分离现象，多为脊髓半侧受压所致，即半切综合征。

3.1.2.3　影像学检查

3.1.2.3.1　X线检查

颈椎X片上可见椎间隙狭窄，钩椎关节不对称；颈椎曲度减小、变直或反弓，呈Ⅲ～Ⅴ级，或椎体呈阶梯状改变，或椎体后缘骨赘形成，或有韧带钙化；椎间孔变小、关节突关节重叠等。腰椎X线片见腰椎曲度变小及侧弯，椎曲呈Ⅲ～Ⅴ级。

3.1.2.3.2　CT检查

可以显示椎体后缘骨赘、后纵韧带钙化、多个椎间盘突出、黄韧带增厚等。

3.1.2.3.3　MRI检查

显示多个椎间盘突出，椎管节段性狭窄，或有后纵韧带钙化或黄韧带增厚等。

3.1.2.3.4 肌电图检查

神经体感电位（SEP）潜伏期平均值延长者为传导障碍，提示脊髓、神经压迫性损害。

3.1.3 诊断原则

颈椎管狭窄症的诊断首先是临床症状和脊髓刺激或受损的体征，其次是相应的影像学改变，两者缺一不可，但更重要的是临床症状和体征。

3.2 鉴别诊断

3.2.1 鉴别原则

凡有脊髓刺激或者损害的病变均需与颈椎管狭窄症相鉴别。

3.2.2 脊髓肿瘤

在疾病的早期，单凭症状、体征、X 线摄片，颈椎椎管内肿瘤和颈椎管狭窄症难以鉴别。脊髓肿瘤一般症状呈进行性发展，到了晚期则可出现四肢完全性瘫痪及大小便失禁等表现，进展速度比颈椎管狭窄症要快得多。颈椎管狭窄症除非发病后颈部受到外伤，较少出现完全性瘫痪的情况。X 线摄片可见椎管扩大或椎间孔变大。MRI 检查能确定椎管内肿瘤的诊断。

3.2.3 脊髓空洞症

好发于 20～30 岁男性，感觉分离为其重要的特征，即痛温觉减退或消失，而触觉存在。X 线摄片正常，MRI 检查可直接发现脊髓上有空洞形成。

3.2.4 肌萎缩性脊髓侧索硬化症

本病可有广泛的上运动神经元和下运动神经元损害的各种表现，呈进行性发病，但无感觉障碍及括约肌障碍，罕见智能及精神障碍；有肌束颤动；肌电图检查可出现前角病变的典型改变；颈椎 X 线摄片无改变；腰穿奎氏试验通畅；脊髓碘油造影无梗阻。

3.2.5 后纵韧带骨化症

本病可与颈椎管狭窄症合并存在。其 X 线侧位片上可见椎体后方相当于后纵韧带部位有密度增高骨化影，大小形态不一。CT 检查能准确了解后纵韧带骨化的形态、成熟度、位置、范围、对脊髓的压迫等情况。

3.2.6 颈椎骨折脱位、寰枢椎半脱位、颈椎先天性畸形、颈椎骨结核、骨肿瘤等

X 线摄片或 CT 检查即可明确诊断。

4 辨证

4.1 肝阴不足证

头晕目眩，胸闷心悸，睡眠不宁，四肢麻木、颤抖、无力，面色苍白。舌质淡红，舌苔白，脉弦细、无力。

4.2 督脉阳虚证

四肢发冷，疲倦，自汗，便溏、尿频。舌质淡红，舌苔白腻，脉虚无力。

4.3 气滞血瘀证

颈部及（或）四肢疼痛，疼痛呈刺痛样，部位固定不移，夜间尤甚。舌质紫暗，苔薄，脉弦细、涩。

5 治疗

5.1 治疗原则

理筋，调曲，练功，以上病下治为主。

5.2 治疗方法

5.2.1 理筋疗法

5.2.1.1 药熨法（推荐级别：D）

将活血化瘀、温经通络的中药打成粗粉，加酒、醋各半拌匀，纱布包裹，加热后在颈胸背部进行

膏摩药熨，热熨致皮肤潮红，缓解肌肉紧张粘连。药熨时温度以患者适应为宜，避免烫伤；所用药物尽量选择对皮肤刺激性小的，药熨后如局部皮肤有红点、出现过敏者，需停用本法。

5.2.1.2 针刺法（推荐级别：D）

选用颈夹脊穴和胸椎华佗夹脊穴、肩井、肩中俞、肩外俞、曲垣等穴针刺调压；四肢穴位按循经取穴。可配合电针治疗，每日1次，每次30分钟。

5.2.2 正脊调曲疗法

5.2.2.1 正脊骨法（推荐级别：D）

以提胸过伸法及胸腰旋转法为主，以调整胸、腰椎椎体旋转。症状缓解后适当选用牵颈折顶法。禁用旋转类手法。

5.2.2.2 牵引调曲法（推荐级别：D）

采用上病下治方法为主，重点采用四维调曲法调整腰曲。症状缓解后可酌情行颈椎牵引。急性期不宜用颈椎牵引法。

上述理筋、调曲疗法每日1~2次，10天一个疗程，休息1日，再行第二个疗程。一般需要治疗3个疗程，椎曲改善后，脊髓神经功能恢复需较长时间。如经整脊治疗3个疗程无效，或症状进行性加重，应选用其他治疗。急性期不宜做颈部推拿。

5.2.3 药物疗法

5.2.3.1 辨证论治

5.2.3.1.1 肝阴不足证

治法：滋阴养肝，祛风除湿。

主方：劳伤丸（《伤科方书》）或天麻丸（《医碥》）等方加减。（推荐级别：D）

5.2.3.1.2 督脉阳虚证

治法：补肾填精，通调督脉，强筋健骨。

主方：肾气丸（《金匮要略》）或补肾熟干地黄丸（《圣济总录》）等方加减。（推荐级别：D）

5.2.3.1.3 气滞血瘀证

治法：理气活血，舒筋止痛

主方：身痛逐瘀汤（《医林改错》）加减。（推荐级别：D）

5.2.3.2 中成药（推荐级别：D）

选用补益肝肾、活血化瘀、舒筋止痛作用的中成药，如颈复康颗粒、仙灵骨葆胶囊。颈部贴敷活血舒筋类膏药，如消痛贴膏等。

5.2.3.3 其他药物

5.2.3.3.1 脱水疗法

在腱反射亢进、脊髓水肿压迫严重时使用。

内服或注射激素类药物，请严格按照药品说明书使用，避免并发症。

5.2.3.3.2 扩张血管药物

可以扩张血管，改善脊髓的血液供给。

5.2.4 练功疗法

选用"健脊强身十八式"第五式至第十五式和第十八式之一进行锻炼，以利肌肉功能恢复。

5.3 预防与调摄

——注意休息，经常变换姿势，避免肌肉劳损。

——经常自我推拿按摩颈部，可以活血化瘀，疏通经脉，缓解症状。

——保证良好的坐姿，纠正不适当的睡姿，选用高低合适的枕头。

——颈背部保暖。

——饮食应以清淡为主，辛辣之食物容易导致上火、炎症的发生，诱发颈椎管狭窄。

6 疗效评定

6.1 治愈

主要症状体征消失，颈曲恢复达Ⅱ级或Ⅰ级，能正常生活和工作。随访两年无复发。

6.2 好转

主要症状体征明显好转，颈曲改善1级或1级以上，上肢运动肌力恢复达4级，下肢步态改善，Hoffmann征和膝腱反射弱阳性。或治愈后随访有复发者。

6.3 未愈

症状体征和颈曲均无改善。

颈椎管狭窄症相关的疗效性评价指标尚乏。对脊柱伤病，国外有改良的Macnab疗效评定标准、北美脊柱外科学会Oswestry疗效评分和日本JOA评分标准。国内中华骨科学会脊柱学组在1994年制订"腰背痛手术评分标准"，但这些标准局限于症状体征，无影像学的量化指标。为此，在参考上述各种评分标准的基础上，拟定颈椎管狭窄症百分评定标准法。疗效评分表见附录A，评分80分以上为治愈，60~79分为临床治愈，40~59分为改善，40分以下为无效。

附录 A 颈椎管狭窄症疗效评分表

（资料性附录）

	主　症		评分
四肢运动功能	四肢瘫痪	0 分	
	站立困难，需人扶持，或步态不稳，易跌倒	5 分	
	四肢麻木，脚落地似踩棉感或细小动作失灵或胸部有束带感	10 分	
	手足无力，下肢发紧，或手动作笨拙	15 分	
	四肢活动正常	20 分	
	次　症		
颈部活动度	颈部活动功能丧失，或因疼痛不敢活动	0 分	
	颈部活动障碍，活动度受限约 60°	1 分	
	颈部活动有障碍，活动疼痛可忍受，活动度受限约 30°～60°	3 分	
	颈部活动部分障碍，活动度受限约 10°～30°	4 分	
	活动正常	5 分	
	体　征		
感觉检查	完全无感觉	0 分	
	深感觉存在	1 分	
	有痛觉及部分触觉	2 分	
	痛觉和触觉完全	3 分	
	痛、触觉完全，且有两点区别觉，但距离较大	4 分	
	感觉完全正常	5 分	
肌力检查	肌肉完全麻痹，通过观察及触诊，肌肉完全无收缩力	0 分	
	患者主动收缩肌肉时，虽然有收缩，但不能带动关节活动	2 分	
	肌肉活动可带动水平方向关节活动，但不能对抗地心引力	3 分	
	对抗地心引力时关节仍能主动活动，但不能对抗阻力	6 分	
	能对抗较大的阻力，但比正常者为弱	8 分	
	正常肌力	10 分	
腱反射	反射强亢进	0 分	
	反射亢进	5 分	
	反射单侧亢进	10 分	
	反射正常	15 分	

主　症			评分
病理反射	反射亢进	0 分	
	反射出现	5 分	
	反射单侧出现	10 分	
	反射正常	15 分	
影像学检查			
X 线检查（椎曲分级）	弓形面积 10.5～16cm^2，形态：正常	20 分	
	弓形面积 5.5～10cm^2，形态：减小	15 分	
	弓形面积 0.5～5cm^2，形态：显著减小或上弓下曲或下弓上曲	10 分	
	弓形面积 0.5cm^2 以下，形态：变直	5 分	
	弓形面积负数或 >16cm^2，形态：反弓	0 分	
CT 或 MRI 检查	治疗前受压硬膜囊容积超 3mm 以上	0 分	
	治疗后硬膜囊容积增容 1mm	2 分	
	治疗后硬膜囊容积增容 2mm 以上	5 分	

说明：颈椎椎管狭窄症 CT 或 MRI 显像与临床症状体征相关性不大，因为目前 CT 或 MRI 都是卧位投影，但人类站立位与卧位时颈腰的椎曲不一致。因此，CT 或 MRI 椎管容积占分数比列稍低，而 X 线照片椎曲和腱反射、病理反射比分较高。

28

参 考 文 献

［1］ZYYXH/T417—441—2012，中医整脊常见病诊疗指南［S］．北京：中国中医药出版社，2012．

［2］Ajay Krishnan，Bharat R. Dave，Arun Kumar Kambar，et al. Coexisting lumbar and cervical stenosis（tandem spinal stenosis）：an infrequent presentation. Retrospective analysis of single – stage surgery（53 cases）［J］. Eur Spine，2014，23：64 – 73．（中医文献依据分级：Ⅰ级，Jadad 量表评分：3 分）

［3］俞永林．颈椎管狭窄症［J］．中国临床神经科学，2001，9（1）：88 – 89．

［4］胡有谷，陈晓亮，刘勇．脊髓型颈椎病与颈椎管狭窄之间的关系及命名探讨［J］．中国脊柱脊髓杂志，2003，13（4）：203 – 204．

［5］曾琦，贾连顺，侯铁胜，等．颈椎管狭窄的研究近况［J］．骨与关节损伤杂志，1995，10（5）：303 – 305．

［6］陈斌，陈兆茹，马兰存，等．颈椎管狭窄症中医整脊学实践［A］．第八次全国整脊学术交流大会论文集［C］．中华中医药学会整脊分会，2013：25 – 27．

［7］韦以宗．中国整脊学［M］．第 2 版．北京：人民卫生出版社，2012．

［8］韦以宗，王秀光，戴国文，等．针刺华佗夹脊穴配合调曲为主治疗椎管狭窄症：189 例疗效报告［J］中国针灸（英文版），2009，19（1）：22 – 29．（中医文献依据分级：Ⅰ级，Jadad 量表评分：3 分）

［9］韦以宗．中医整脊学［M］．北京：人民卫生出版社，2016．

ICS 11.120
C 05

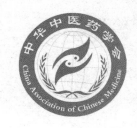

团　体　标　准

T/CACM 1296—2019
代替 ZYYXH/T427—2012

中医整脊科临床诊疗指南
腰椎滑脱症

Clinical guidelines for diagnosis and treatment of spinal orthopedics in TCM
Lumbar spondylolisthesis

2019-01-30 发布

2020-01-01 实施

中华中医药学会 发布

前　言

本标准按照 GB/T1.1—2009 给出的规则起草。

本指南代替了 ZYYXH/T427—2012 中医整脊常见病诊疗指南·腰椎滑脱症，与 ZYYXH/T427—2012 相比主要技术变化如下：

——修改了范围（见1，2012 年版本的1）

——增加了适用对象（见1）

——修改了术语与定义（见2，2012 年版本的2）

——修改了诊断及鉴别诊断（见3，2012 年版本的3）

——增加了诊断分型（见3.1.3）

——修改了辨证（见4，2012 年版本的4）

——修改了治疗方法（见5.2，2012 年版本的5.2）

——增加了药熨法及注意事项（见5.2.1.1）

——修改了正脊调曲疗法（见5.2.2，2012 年版本的5.2.2）

——修改了中成药（见5.2.3.2，2012 年版本的5.2.3.2）

——修改了练功疗法（见5.2.4）

——删除了注意事项（见2012 年版本的5.3）

——增加了预防与调摄（见5.3，2012 年版本的7）

——增加了疗效评定（见6）

本指南由中华中医药学会提出并归口。

本指南主要起草单位：贵阳中医药大学第一附属医院。

本指南参加起草单位：佛山市中医院、成都军区昆明总医院、广东省第二中医院、上海中医药大学附属龙华医院、北京电力医院、常州市中医院、台州恩泽医院、温州市中西医结合医院、北京昌平区光明骨伤医院、上海文艺医院。

本指南主要起草人：王松、张盛强、邹培、周杰、唐占英、李俊杰、陈剑俊、应有荣、张鸿振、王秀光、韦春德、巫国文。

本指南于 2012 年 10 月首次发布，2019 年 1 月第一次修订。

引　言

　　2012 年发布的《中医整脊常见病诊疗指南》用以指导和规范常见的脊柱劳损病、脊源性疾病的中医临床诊断和治疗行为，为临床中医师提供常见脊柱劳损病、脊源性疾病的整脊常规处理策略与方法，全面提高常见脊柱劳损病、脊源性疾病中医临床疗效和科研水平方面发挥了重要作用。但临床中发现缺乏疗效评定方法，且尚存定义不够准确，鉴别诊断不够完善等问题，基于以上原因对该指南进行补充、修订、完善。

　　按照《关于印发 2015 年中医临床诊疗指南和治未病标准制修订项目工作方案的通知》（国中医药法监法标便函〔2015〕3 号）要求，中华中医药学会组织成立了中医整脊临床诊疗指南专家指导组。经个人报名、学科专家指导组协调成立腰椎滑脱症（修订）项目工作组。本次修订基于文献研究、两轮专家问卷调查、专家论证会、同行征求意见、临床评价（临床一致性评价）等工作，项目工作组在多次分析研究的基础上，按照中医临床诊疗指南编写规则，完成了指南修订工作。

　　本次修订的目的主要是为了规范整脊科腰椎滑脱症的临床医疗行为，给临床医生推荐可以实际应用的退变性腰椎管狭窄症诊断、鉴别诊断、中医辨证和治疗的方法。

中医整脊科临床诊疗指南　腰椎滑脱症

1　范围

本指南规定了腰椎滑脱症的诊断、治疗与疗效评定。

本指南适用于腰椎滑脱症的诊断、治疗与疗效评定。

2　术语和定义

下列术语和定义适用于本指南。

2.1

腰椎滑脱症 Lumbar spondylolisthesis

腰椎滑脱症是指由于腰椎椎弓峡部不连，或退化、断裂，椎曲改变，使小关节不稳，致椎体向前、向后或向侧方滑脱，刺激和压迫脊神经、马尾神经引起腰腿痛等一系列症状。

腰椎滑脱症，属中医"腰痛""痹证"范畴。

3　诊断

3.1　诊断要点

3.1.1　病史

本病多见中老年人，女性居多，与日常劳动和外伤有密切关系，特别是长时间久坐或妇女妊娠期椎曲加大，由于载重的压应力造成椎弓峡部长期充血而退变、断裂，椎曲异常后出现椎体滑脱。

3.1.2　临床表现

3.1.2.1　症状

多为慢性腰痛，常有酸胀、沉重、乏力感，开始时感到下腰酸软无力，久坐、久站后明显，卧床休息后减轻，严重时下腰痛放射到骶部，或双下肢麻痹，甚至酸痛无力，或大小便障碍。

3.1.2.2　体征

前滑脱者腰部外观有明显腰椎前凸，臀部后凸，腰部触诊局部有压痛、凹陷，腰部后正中处呈"阶梯状"样改变，腰部活动障碍。

后滑脱者腰部可呈板硬、僵直，病变节段棘突隆起，腰部后正中处呈"阶梯状"样改变，腰部屈伸受限。

侧滑脱者可见腰部侧弯，臀部向一侧侧凸，双肩不等高，腰部旋转、前屈、后伸受限。

腰椎滑脱可伴有下肢相应神经支配区域皮肤感觉减退，直腿抬高试验多为弱阳性或阴性，膝腱或跟腱反射减弱或消失。

3.1.2.3　影像学检查

3.1.2.3.1　X线检查

正位 X 片示椎体旋转或轻度侧弯，侧方滑脱可见椎体向侧方位移。侧位 X 片示前滑脱者椎曲加大、变直或出现上弓下曲，呈Ⅲ～Ⅴ级，并可以显示滑脱程度。后滑脱者可见椎体向后方滑脱，椎曲一般变直或反弓，呈Ⅲ～Ⅳ级。左右斜位 X 片示椎弓峡部不连续或断裂。（将滑脱腰椎下一椎体的上面分为 4 等份，正常时，椎体后上缘成一连续弧线，滑脱时，移动距离在 1/4 以下为Ⅰ度，1/4～1/2 者为Ⅱ度，以此类推）

3.1.2.3.2　CT检查

CT 检查在反向扫描相应断层可见椎弓根峡部断裂，横断面可显示脊柱滑脱处神经根受压情况，以及是否合并椎间盘突出。

3.1.2.3.3 MRI 检查

观察椎管内外的解剖状态有无变异。矢状面可显示椎体移位和椎弓根峡部不连续影像，横断面显示与 CT 检查相同。

3.1.3 诊断分型

3.1.3.1 前滑脱

由腰椎椎弓峡部不连续，或退化、断裂，导致小关节不稳，可见椎曲加大，上位腰椎椎体相对下位腰椎椎体向前方滑动移位。

3.1.3.2 后滑脱

由腰椎椎弓峡部不连续，或退化、断裂，导致小关节不稳，椎曲可变直或反弓，上位腰椎椎体相对下位腰椎椎体向后方滑动移位。

3.1.3.3 侧方滑脱

由腰椎椎弓峡部不连续，或退化、断裂，导致小关节不稳，上位腰椎椎体相对下位腰椎椎体向侧方位移，使椎体向左右两侧滑脱。一般比较少见。

3.2 鉴别诊断

3.2.1 腰椎间盘突出症

本病腰腿痛较严重，下肢有放射性麻痹、窜痛，直腿抬高试验阳性。临床上椎弓峡部裂椎体滑脱症与腰椎间盘突出症可以同时存在，X 线摄片和 CT 或 MRI 检查能明确诊断。

3.2.2 腰骶后关节病

此病亦称退变性滑脱，多发生于 50～60 岁中老年人，多见于腰 4、腰 5 节段，一般由于腰椎退行性变引起，滑脱程度很少超过 30%，椎弓峡部没有明显断裂。X 线摄片正侧、双斜位能明确诊断。

3.2.3 退变性腰椎管狭窄症

该病多发于中老年人，起病缓慢，主要症状是腰痛、腿痛及间歇性跛行，站立行走时症状加重，休息、下蹲时症状可减轻。X 线摄片椎曲变直或反弓。脊髓造影或 CT 检查显示多个椎间盘突出、椎管狭窄。

3.2.4 腰椎结核和马尾肿瘤

这两种疾病可以出现进行性、不全性瘫痪，一般下肢症状以麻痹无力为主，或伴有全身症状，如是腰椎结核，X 线摄片则有椎骨软骨面破坏，椎间隙消失。对马尾肿瘤，CT、MRI 检查可明确诊断。

4 辨证

4.1 风湿痹阻证

腰腿痹痛重着，转侧不利，反复发作，阴雨天加重。舌质淡红或暗淡，苔薄白或白腻，脉迟缓。

4.2 寒湿痹阻证

腰腿部冷痛重着，转侧不利，痛有定处，虽静卧亦不减或反而加重，遇寒痛增，得热则减，小便利，大便溏。舌质胖淡，苔白腻，脉弦紧或沉紧。

4.3 气滞血瘀证

腰腿痛剧烈，痛有定处，刺痛，腰部板硬，俯仰艰难，痛处拒按。舌质紫暗，或有瘀斑，舌苔薄白或薄黄，脉沉涩或迟。

4.4 湿热痹阻证

腰腿痛，伴有热感或见肢节红肿，口渴不欲饮，烦闷不安，小便短赤，或大便里急后重。舌质红，苔黄腻，脉濡数或滑数。

4.5 肾阳虚衰证

腰腿痛，缠绵日久，反复发作，腰腿发凉，喜暖怕冷，遇劳加重，少气懒言，面色㿠白，小便频数。舌质淡胖嫩，苔白滑，脉沉细。

4.6 肝肾阴虚证

腰腿乏力,酸痛绵绵,不耐劳,劳则加重,卧则减轻,形体消瘦,面色潮红,心烦失眠,手足心热,大便干结。舌红少津,脉细数。

5 治疗

5.1 治疗原则

以理筋、调曲、练功为原则。

5.2 治疗方法

5.2.1 理筋疗法

5.2.1.1 药熨法（推荐级别：D）

取温经通络药物打成粗粉,加酒、醋各半拌匀,纱布包裹,加热后熨腰背部,改善肌肉功能,每次30分钟。药熨时温度以患者适应为宜,避免烫伤;所用药物尽量选择对皮肤刺激小的,药熨后如局部皮肤有红点、出现过敏反应者,需停用本法。

5.2.1.2 针刺法（推荐级别：D）

取肾俞、腰眼、八髎、夹脊等穴,如伴有下肢麻痛者则加环跳、委中、承山、光明等穴。可配合电针治疗,每天1次,每次20~30分钟,10天一个疗程,休息1天,再行第二个疗程。针刺时要防止出现晕针、滞针、弯针、断针及针刺引发的出血、皮下血肿、针后异常感、气胸、神经损伤、内脏损伤等,出现以上情况者,需立即停止针刺。

5.2.1.3 推拿法（推荐级别：D）

在腰背采用点、揉、推、擦等推拿手法,时间15~20分钟为宜,滑脱部位如属前滑脱型禁用按压法。推拿手法治疗宜柔和,切忌暴力。

5.2.1.4 理疗法（推荐级别：D）

如中频脉冲电治疗,也可选用活血化瘀、温经通络的中药熏蒸治疗,时间以30分钟为宜。

5.2.2 正脊调曲疗法

5.2.2.1 正脊骨法（推荐级别：D）

前滑脱者,让患者仰卧,屈膝屈髋,术者一手抱膝一手抱臀部,将患者下肢抱起,膝紧贴胸部做腰部屈曲运动。本症不宜使用旋转复位法,慎用斜扳法。

5.2.2.2 牵引调曲法（推荐级别：D）

根据腰椎曲度和腰骶轴交角大小,辨证调曲,主要运用三维调曲法和四维调曲法。在运用此法时需要注意患者的自我感觉,行三维调曲法、四维调曲法要注意力线的支点必须正确。

上述正脊调曲疗法每天1~2次,10天一个疗程,休息1天,再行第二疗程。一般正脊调曲法治疗2个疗程,复查X线摄片,观察复位效果。观察临床疗效为4~8个疗程。如Ⅱ度以上滑脱经2个疗程治疗,效果不佳者,改用其他疗法。

5.2.3 药物疗法

5.2.3.1 辨证论治

5.2.3.1.1 风湿痹阻证

治法：祛风除湿,蠲痹止痛。

主方：独活寄生汤（《备急千金要方》）加减（推荐级别：D）。

5.2.3.1.2 寒湿痹阻证

治法：温经散寒,祛湿通络。

主方：附子汤（《金匮要略》）加减（推荐级别：D）。

5.2.3.1.3 湿热痹阻证

治法：清利湿热,通络止痛。

主方：清火利湿汤（《中医骨伤证治》）加减（推荐级别：D）。

5.2.3.1.4　气滞血瘀证

治法：行气活血，通络止痛。

主方：复元活血汤（《医学发明》）加减（推荐级别：D）。

5.2.3.1.5　肾阳虚衰证

治法：温肾壮阳，通痹止痛。

主方：温肾壮阳方（《中医骨伤证治》）加减（推荐级别：D）。

5.2.3.1.6　肝肾阴虚证

治法：滋阴补肾，强筋壮骨。

主方：养阴通络方（《中医骨伤证治》）加减（推荐级别：D）。

5.2.3.2　中成药（推荐级别：B）

选用具有活血化瘀、舒筋活络功效的中成药，如寒湿痹阻腰痛可选用腰痛宁胶囊，合并有肾虚者可选用仙灵骨葆胶囊等。局部可敷贴消痛贴膏。

5.2.4　练功疗法（推荐级别：D）

练功疗法是巩固疗效的关键。主要锻炼腰大肌、腹肌、竖脊肌，维持腰椎力量的平衡；前滑脱型选用健脊强身十八式第十七式、第十八式之二；后滑脱型选用健脊强身十八式第十六式；侧滑脱型视腰曲情况而定，腰曲变小者选用健脊强身十八式第十六式，腰曲变大者选用健脊强身十八式第十七式、第十八式之二。

5.3　预防与调摄

——椎弓峡部退变与腰骶角变小关系密切。穿高跟鞋的妇女，容易造成腰骶角变小，尤其是经产育后的中年妇女，不宜再穿高跟鞋，以免加重椎弓峡部的应力，造成椎弓峡部退变。

——临床上滑脱复位后引起复发者，往往是没有坚持练功。因此，患者自己练功有利于本病康复及巩固疗效，练功活动时不能做腰部的过伸和旋转动作，不宜肩挑和扛抬重物。

——围腰或支具制动，目的是限制腰部活动，既可减轻疼痛，又可防止滑脱的复发或进一步发展。

6　疗效评定

6.1　痊愈

症状体征基本消失；影像学X片提示椎曲基本恢复，滑脱Ⅲ度者复位到Ⅱ度，Ⅱ度者复位到Ⅰ度，Ⅰ度者复位到正常，侧弯不超过5°。

6.2　好转

症状体征减轻。影像学X片提示椎曲和椎体滑脱有明显改善。

6.3　未愈

经治疗4~6疗程，症状体征和X线无改善者。

参 考 文 献

[1] ZYYXH/T417—441—2012，中医整脊常见病诊疗指南［S］．北京：中国中医药出版社，2012.

[2] 韦以宗．中国整脊学［M］．第 2 版．北京：人民卫生出版社，2012.

[3] 田伟，实用骨科学［M］．北京：人民卫生出版社，2008.

[4] 张雪琴，邓开鸿，陈光文．腰椎峡部裂性滑脱的多层螺旋 CT 诊断［J］．华西医学，2009，24
（09）：2274 – 2275.

[5] 王艳芝，张红辰，李国新，等．腰椎峡部裂滑脱前期 MRI 的诊断价值［J］．中国疗养医学，
2014，23（07）：619 – 620.（中医文献依据分级：Ⅴ级，MINORS 条目评价：17 分）

[6] 谷婷婷．针刺结合运动疗法治疗慢性腰痛的临床疗效观察［J］．中国医药报，2010，7（28）：
84 – 85.（中医文献依据分级：Ⅱ级，Jadad 量表评分：3 分）

[7] 潘东华，韦以宗，王秀光，等．整脊调曲复位法治疗腰椎滑脱症 121 例疗效报告［J］．中华中
医药杂志，2009，24（05）：681 – 683.（中医文献依据分级：Ⅴ级，MINORS 条目评价：12 分）

[8] 韦以宗，潘东华，韦春德，等．四维牵引调曲法治疗腰腿痛——269 例腰椎间盘突出症、腰椎滑
脱症、腰椎管狭窄症疗效报告［J］．中华中医药杂志，2006（02）：122 – 124.（中医文献依据
分级：Ⅴ级，MINORS 条目评价：12 分）

[9] 张竞，杨晓利，张静，等．腰痛宁胶囊治疗寒湿瘀阻型腰椎骨性关节炎量效关系分析［J］．中
医药临床杂志，2015，27（01）：99 – 101.（中医文献依据分级：Ⅱ级，Jadad 量表评分：6 分）

[10] 金建峰，张经纬．仙灵骨葆胶囊治疗骨质疏松疼痛临床疗效分析及安全性评价［J］．中华中医
药学刊，2014，32（12）：3050 – 3052.（中医文献依据分级：Ⅰ级，Jadad 量表评分：3 分）

ICS 11.120
C 05

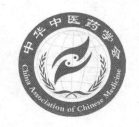

团 体 标 准

T/CACM 1297—2019
代替 ZYYXH/T428—2012

中医整脊科临床诊疗指南
退变性腰椎管狭窄症

Clinical guidelines for diagnosis and treatment of spinal orthopedics in TCM
Degenerative lumbar spinal stenosis

2019-01-30 发布

2020-01-01 实施

中华中医药学会 发布

前　言

本指南按照 GB/T1.1—2009 给出的规则起草。

本指南代替了 ZYYXH/T428—2012 中医整脊常见病诊疗指南·退变性腰椎管狭窄症，与 ZYYXH/T428—2012 相比主要技术变化如下：

——删除了肌膜、筋膜源性腰背痛（见 2012 年版的 3.2.7）；

——删除了骨源性腰背痛（见 2012 年版的见 3.2.8）；

——删除了注意事项（见 2012 年版的 5.3）；

——修改了范围（见 1，见 2012 年版的 1）；

——修改了术语和定义（见 2，见 2012 年版的 2）；

——修改了诊断（见 3，见 2012 年版的 3）；

——修改了辨证（见 4，见 2012 年版的 4）；

——修改了理筋疗法（见 5.2.1，见 2012 年版的 5.2.1）；

——修改了中成药（见 5.2.3.2，见 2012 年版的 5.2.3.2）；

——增加了预防与调摄（见 5.3）；

——增加了疗效评定（见 6）。

本指南由中华中医药学会提出并归口。

本指南主要起草单位：贵州中医药大学第一附属医院。

本指南参加起草单位：成都军区昆明总医院、广东省第二中医院、甘肃省中医院、佛山市中医院、河南省中医院、广西骨伤医院、常州市中医院、深圳市中医院、北京昌平区光明骨伤医院、潮州市中心医院。

本指南主要起草人：祝乾清、邹培、曾曼杰、周杰、邓强、张盛强、黄俊卿、安平、陈剑俊、林远方、韦以宗、林廷章。

本指南于 2012 年 10 月首次发布，2019 年 1 月第一次修订。

引　言

　　2012 年发布的《中医整脊常见病诊疗指南》对于规范常见脊柱劳损病的中医临床诊断、治疗，为临床中医师提供常见脊柱劳损病整脊常规处理策略与方法，全面提高常见脊柱劳损病中医临床疗效和科研水平方面发挥了重要作用。但临床中发现缺乏疗效评定方法，且尚存定义不够准确，鉴别诊断不够完善等问题，基于以上原因对本指南进行补充、修订、完善。

　　按照《关于印发 2015 年中医临床诊疗指南和治未病标准制修订项目工作方案的通知》（《国中医药法监法标便函〔2015〕3 号》要求，中华中医药学会组织成立了中医整脊临床诊疗指南专家指导组。经个人报名、学科专家指导组协调成立退变性腰椎管狭窄症（修订）项目工作组。本次修订基于文献研究、两轮专家问卷调查、专家论证会、同行征求意见、临床评价（临床一致性评价）等工作，项目工作组在多次分析研究的基础上，按照中医临床诊疗指南编写规则，完成了指南修订工作。

　　本次修订的目的主要是为了规范整脊科退变性腰椎管狭窄症的临床医疗行为，给临床医生推荐可以实际应用的退变性腰椎管狭窄症诊断、鉴别诊断、中医辨证和治疗的方法。

中医整脊科临床诊疗指南 退变性腰椎管狭窄症

1 范围

本指南规定了退变性腰椎管狭窄症的诊断、治疗与疗效评定。

本指南适用于退变性腰椎管狭窄症的诊断、治疗与疗效评定。先天性或发育性骨性椎管狭窄症，不属本指南范畴。

2 术语和定义

下列术语和定义适用于本指南。

2.1

退变性腰椎管狭窄症 Degenerative lumbar spinal stenosis

退变性腰椎管狭窄症指因外伤、劳损致腰椎退行性变，继发椎曲紊乱，椎间盘突入椎管，后纵韧带钙化、黄韧带皱折、增厚，或椎体位移等，导致相应椎管节段容积变小，脊神经和马尾神经受压，而引起一系列症状、体征。

退变性腰椎管狭窄症属中医"痹证""痿证""腰腿痛"等范畴。

3 诊断

3.1 诊断要点

3.1.1 病史

有反复下腰痛病史，可发生于各年龄段，但多见于中老年人。

3.1.2 临床表现

3.1.2.1 症状

可见持续性腰痛或骶部疼痛，症状的轻重常与体位有关，前屈位、下蹲位、坐位或屈膝屈髋侧卧时疼痛减轻，腰后伸位、站立、行走时疼痛加重。有时伴有单侧或双侧腿痛，多沿大腿后面、外侧面，小腿后面，足背及足趾放射。腰后伸时出现腰腿痛及麻木，前屈位时疼痛、麻木缓解。间歇性跛行是本病特有的临床特征，诊断标准为安静时无症状，行走数十米或数百米后即出现腿痛无力等症状，安静后（站立或蹲坐）症状又缓解或消失。

其症状的产生可分为姿势型和缺血型。姿势型走路、站立和伸腰都可使症状加重；缺血型在行走时出现症状。重症患者可出现不全性迟缓性瘫痪，小便频，或失禁，大便无力。

3.1.2.2 体征

退变性腰椎管狭窄症的症状与体征常常不一致，一般是症状较重、体征较轻。主要体征有脊柱侧弯，病变处压痛，椎旁肌肉痉挛，腰后伸受限，腰部过伸试验阳性是本病的重要体征。患侧蹬趾背伸或跖屈肌力减弱，膝腱反射、跟腱反射减弱或消失。有时出现下肢肌肉萎缩、无力。受压神经支配区域皮肤感觉减弱或消失。若马尾神经受压，可出现鞍区麻木，肛门括约肌松弛。直腿抬高试验多为阴性或弱阳性。

3.1.2.3 影像学检查

3.1.2.3.1 X线检查

正位 X 线摄片可显示左右关节突不对称，关节突肥大，椎体旋转、侧弯。侧位片示椎间隙狭窄，椎体边缘骨质增生，椎体间有前后滑移，椎曲异常，或变直，或反弓，或加大，呈Ⅲ~Ⅴ级改变。斜位片可见椎弓根切迹小、椎间孔狭窄及峡部不连等。X 线摄片还可除外各种骨质破坏性疾病。

3.1.2.3.2 CT检查

CT 检查可观察骨性结构的形态，也可显示椎间盘、黄韧带、神经根的轮廓以及它们之间的相互关系，可测量椎管横径和矢径、硬膜囊受压程度，也可测量侧隐窝大小及受压程度。

3.1.2.3.3 MRI 检查

可以清晰地显示椎管内椎间盘突出压迫硬膜囊程度。也可排除肿瘤、血肿、椎骨的感染或者其他破坏性病变，有利于鉴别诊断。

3.1.3 诊断分型

3.1.3.1 椎管型

指多个椎间盘退变，后纵韧带钙化，黄韧带肥厚，引起椎管狭窄。其特点为 X 线摄片示椎曲变直或反弓，CT 检查示多个椎间盘膨出，后纵韧带钙化，黄韧带肥厚，压迫硬膜囊。

3.1.3.2 滑脱型

由于腰椎退行性变，关节突关节紊乱，周围韧带松弛，椎间隙不稳，椎体滑移，导致椎管狭窄。

3.1.3.3 骨质疏松型

因多个椎体骨质疏松，椎体压缩、塌陷，椎曲紊乱，导致椎管狭窄。

3.1.3.4 混合型

腰椎管狭窄同时存在颈椎管狭窄。

3.2 鉴别诊断

3.2.1 腰椎间盘突出症

腰椎间盘突出症患者腰痛，伴有下肢放射性疼痛，腰椎活动受限，站立及行走时疼痛加重。查体直腿抬高试验多为阳性。CT 或 MRI 检查可以显示椎间盘突出程度。

3.2.2 马尾神经肿瘤

有马尾神经受压的感觉、运动障碍和腱反射改变，无间歇性跛行。脊髓造影、CT、MRI 检查可明确诊断。

3.2.3 血栓闭塞性脉管炎

有下肢麻木，疼痛和间歇性跛行，足背动脉和胫后动脉搏动减弱或消失，晚期可出现肢体远端坏死，超声检查有助于鉴别。

3.2.4 血管源性腰背痛

动脉病或周围血管疾病可引起腰背痛，极似坐骨神经痛，但其不会因活动而疼痛加重。臀上动脉血流供应不足引起臀的间歇痛，行走时疼痛加重，站立时减轻，但不会因弯腰或下蹲等动作而加重。

3.2.5 神经源性腰背痛

腰背部的蛛网膜肿瘤、神经纤维瘤、神经鞘瘤、室管膜瘤和神经根肿瘤与囊肿都可引起腰背痛，但它们往往有夜间起来行走以缓解疼痛的病史，脊髓造影检查可资鉴别。

4 辨证

4.1 风寒痹阻证

腰腿酸胀重着，遇冷加重，时轻时重，拘急不舒，得热痛缓。舌淡，舌苔白腻，脉沉紧。

4.2 气虚血瘀证

面色少华，神疲无力，腰痛不耐久坐，疼痛缠绵，下肢麻木。舌质瘀紫，苔薄，脉涩。

4.3 肝肾亏虚证

腰腿酸痛，腰膝无力，遇劳更甚，卧则减轻，形羸气短，精神倦怠，肌肉瘦削。舌淡，苔薄白，脉沉细。

5 治疗

5.1 治疗原则

以理筋、调曲、练功为原则。

5.2 治疗方法

5.2.1 理筋疗法

5.2.1.1 药熨法（推荐级别：D）

将活血化瘀、温经通络的中药打成粗粉，加酒、醋各半拌匀，加热后纱布包裹，在腰部热熨致皮肤潮红。每天1次，每次30分钟。药熨时温度以患者适应为宜，避免烫伤；所用药物尽量选择对皮肤刺激小的，药熨后如局部皮肤有红点、出现过敏反应者，需停用本法。

5.2.1.2 针刺法（推荐级别：D）

选用华佗夹脊、八髎、秩边、委中、承山、光明穴，每天1次，每次30分钟。

5.2.1.3 拔罐法（推荐级别：D）

一些患者腰背肌粘连严重者，可用刺络放血拔罐或走罐疗法。

5.2.2 正脊调曲疗法

5.2.2.1 正脊骨法（推荐级别：D）

应用胸腰旋转法、腰椎旋转法调整椎体旋转，改善椎曲，每天1次。

5.2.2.2 牵引调曲法（推荐级别：D）

椎管型椎曲变直者辨证施行二维调曲法和四维调曲法。滑脱型按腰椎滑脱辨证施法，牵引调曲复位。骨质疏松型辨证选用一维调曲法和三维调曲法。混合型首先调理腰椎，根据腰椎管狭窄的分型施法，2周后再调理颈椎，按颈椎管狭窄症处理。

退变性腰椎管狭窄症患者多为老年患者，可能同时伴有其他内科疾病，因此实施牵引治疗时要严格掌握牵引的适应证和禁忌证，并注意适当控制牵引重量。

理筋、调曲治疗10天为一个疗程，一般治疗4~8个疗程，X线摄片复查椎曲改善后，通过自主练功才能逐步恢复肌肉神经功能。经整脊治疗后，如无效或进行性加重，改用其他疗法。

5.2.3 药物疗法

5.2.3.1 辨证论治

5.2.3.1.1 风寒痹阻证

治法：祛风散寒，通络止痛。

主方：三痹汤（《张氏医通》）加减。（推荐级别：D）

5.2.3.1.2 气虚血瘀证

治法：补气活血，化瘀止痛。

主方：补阳还五汤（《医林改错》）加减。（推荐级别：D）

5.2.3.1.3 肝肾亏虚证

治法：滋补肝肾，疏通经脉。

主方：健步虎潜丸（《伤科补要》）加减。（推荐级别：D）

5.2.3.2 中成药（推荐级别：B）

可选用具有强筋壮骨作用的中成药，如骨质疏松型选用仙灵骨葆胶囊。或局部敷贴活血舒筋止痛类膏药，如奇正消痛贴膏。

5.2.4 练功疗法（推荐级别：D）

根据分型，如为椎管型，选用"健脊强身十八式"第十四式、第十六式；如为滑脱型和骨质疏松型，选用第十六式或第十七式。

5.3 预防与调摄

——睡床要软硬适中，不能过软及过硬，同时避免腰部受到风寒侵袭，避免腰部长时间处于一种姿势。

——在涉及腰部的活动时，需正确用腰，如搬抬重物时应先蹲下，用腰时间过长时应改变腰的姿势，多做腰部活动，防止逐渐发生劳损。

——坚持腰部功能锻炼，经常进行腰椎各方向的活动。

6 疗效评定

6.1 治愈

腰腿痛症状消失，功能基本恢复正常，分数增加 31 分以上者，部分病例基数偏高，则以总分达 80 分以上者为治愈。

6.2 好转

腰腿痛减轻，劳累后仍有疼痛，分数增加 5～31 分者。

6.3 未愈

治疗前后症状、体征无改善，分数增加不足 5 分者。

附录 A 腰椎管狭窄症疗效评分表

（资料性附录）

主　症			评分
下肢运动功能	瘫痪，不能站立	0 分	
	能站立，需扶持行走	5 分	
	下肢麻痹、无力、酸胀、疼痛，步行不足 100m，即因疼痛无力而需休息，即"间歇性跛行"	10 分	
	步行 100～500m 即出现间歇性跛行	15 分	
	下肢无明显疼痛、麻痹，步行 500m 内无症状	20 分	
次　症			
腰部运动	腰部活动功能丧失，或因疼痛不敢活动	0 分	
	腰部活动障碍，活动度受限约 60°	1 分	
	腰部活动有障碍，活动疼痛可忍受，活动度受限 30°～60°	3 分	
	腰部活动部分障碍，活动度受限 10°～30°	4 分	
	腰部活动基本正常	5 分	
体　征			
感觉检查	完全无感觉	0 分	
	深触觉存在	1 分	
	有痛觉及部分触觉	2 分	
	痛觉和触觉完全	3 分	
	痛、触觉完全，且有两点区别觉，但距离较大	4 分	
	感觉完全正常	5 分	
肌力检查	肌肉完全麻痹，通过观察及触诊，肌肉完全无收缩力	0 分	
	主动收缩肌肉时，虽然有收缩，但不能带动关节活动	2 分	
	肌肉活动可带动水平方向关节活动，但不能对抗地心引力	3 分	
	对抗地心引力时关节仍能主动活动，但不能对抗阻力	6 分	
	能抗较大的阻力，但比正常者为弱	8 分	
	正常肌力	10 分	
腱反射	反射消失或直腿抬高试验阳性（45°以下）	0 分	
	反射减弱或直腿抬高试验阳性（45°～60°）	5 分	
	反射存在或直腿抬高试验阴性	10 分	

膀胱功能		尿潴留	0 分
		高度排尿困难，失禁或淋沥	2 分
		排尿困难、费力	3 分
		尿频、尿踟蹰	8 分
		正常	10 分
辅助检查			
	级别		评分
X 线检查	V	弓形面积为 0 或负数或 >39cm^2；形态：反弓或上弓下直或加大；腰骶轴交角 <110°或 >150°	0 分
	IV	弓形面积为 0；形态：变直；110°≤腰骶轴交角 <120°或 145° <腰骶轴交角≤150°	5 分
	III	0 <弓形面积≤16cm^2；形态：显著减小或上弓下曲；120°≤腰骶轴交角 <125°或 140° <腰骶轴交角≤145°	15 分
	II	16cm^2 <弓形面积 <28cm^2；形态：减小；125°≤腰骶轴交角 <130°或 135° <腰骶轴交角≤140°	25 分
	I	28cm^2 ≤弓形面积≤39cm^2；形态：正常；130°≤腰骶轴交角≤135°	30 分
MRI 检查		治疗前受压硬脊膜囊容积[注]超 3mm^2	0 分
		治疗后硬脊膜囊增容 1mm	5 分
		治疗后硬脊膜囊增容 2mm 以上	10 分
CT 检查		治疗前受压侧隐窝容积[注]小于 5mm（正常是 5~7mm）	0 分
		治疗后侧隐窝增容 2mm	5 分
		治疗后侧隐窝增容 2.5mm 以上	10 分

注：椎管型以硬脊膜囊容积计，根管型以侧隐窝容积计。

参 考 文 献

［1］ZYYXH/T417—441—2012，中医整脊常见病诊疗指南［S］．北京：中国中医药出版社，2012．

［2］赵太茂，邱贵兴，王以朋，等．291 例腰椎管狭窄症患者的临床特点分析［J］．中国脊柱脊髓杂志，2006，16（11）：812 – 815．

［3］郭占西．145 例腰椎管狭窄症患者的临床特点分析［J］．当代医药论丛，2014，12（01）：66 – 67．

［4］邱贵兴．骨科高级教程［M］．北京：人民军医出版社，2011．

［5］韦以宗．中国整脊学［M］．第 2 版．北京：人民卫生出版社，2012．

［6］周宾宾，李玉文，蔡乐乐，等．腰椎管狭窄症中医证型规范化的探讨［J］．时珍国医国药，2009，20（12）：3176 – 3177．

［7］韦以宗，王秀光，刘明军，等．中医整脊科正脊调曲法操作规范的标准［J］．中华中医药杂志，2010，25（11）：1832 – 1836．

［8］金建峰，张经纬．仙灵骨葆胶囊治疗骨质疏松疼痛临床疗效分析及安全性评价［J］．中华中医药学刊，2014，32（12）：3050 – 3052．（中医文献依据分级：Ⅰ级，Jadad 量表评分：3 分）

［9］李宝俊，丁文元，申勇，等．奇正消痛贴膏联合奇正青鹏软膏治疗腰椎退变性骨关节病的中长期疗效分析［J］．临床合理用药杂志，2011，4（8）：27 – 28．（中医文献依据分级：Ⅰ级，Jadad 量表评分：3 分）

［10］韦以宗，王秀光，潘东华，等．调曲整脊法治疗腰椎管狭窄症 90 例疗效报告［J］．中华中医药杂志，2012，27（02）：498 – 503．

ICS 11.120
C 05

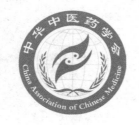

团　体　标　准

T/CACM 1298—2019
代替 ZYYXH/T441—2012

中医整脊科临床诊疗指南
骨质疏松脊椎并发症

Clinical guidelines for diagnosis and treatment of spinal orthopedics in TCM
Vertebral osteoporosis complications

2019-01-30 发布
2020-01-01 实施

中华中医药学会 发布

前　言

本指南按照 GB/T1.1—2009 给出的规则起草。

本指南代替了 ZYYXH/T441—2012 中医整脊常见病诊疗指南·骨质疏松脊椎并发症，与 ZYYXH/T441—2012 相比主要技术变化如下：

——修改了范围（见 1，2012 年版的 1）；

——修改了适用对象（见 1，2012 年版的 1）；

——修改了所包含疾病（见 1，2012 年版的 1）；

——修改了英文名称（见 2，2012 年版的 2）；

——修改了中医范畴（见 2，2012 年版的 2）；

——修改了病史（见 3.1.1，2012 年版的 3.1.1）；

——修改了合并脊椎椎管狭窄的症状（见 3.1.2.2.2，2012 年版的 3.1.2.1.2）；

——修改了体征中合并脊椎压缩性骨折（见 3.1.2.2.1，2012 年版的 3.1.2.2.1）；

——修改了 X 线摄片（见 3.1.2.3.1，2012 版的 3.1.2.3.1）；

——修改了 CT 检查（见 3.1.2.3.2，2012 版的 3.1.2.3.2）；

——修改了 MRI 检查（见 3.1.2.3.3，2012 版的 3.1.2.3.3）；

——修改了骨密度测量（见 3.1.2.4，2012 版的 3.1.2.4）；

——增加了药熨法注意事项（见 5.2.1.1）；

——修改了针刺法（见 5.2.1.2，2012 年版的 5.2.1.2）

——增加了推拿法注意事项（见 5.2.1.3）

——增加了脊椎骨质疏松压缩性骨折牵引调曲法及注意事项（见 5.2.2.1）

——增加了脊椎骨质疏松椎管狭窄牵引调曲法及注意事项（见 5.2.2.2）

——修改了药物疗法（见 5.2.3，见 2012 版的 5.2.3）

——删除了手术内容（见 2012 版的 5.2.4）

——删除了注意事项（见 2012 版的 5.3）

——增加了预防与调摄（见 5.3）

——增加了疗效评定（见 6）

本指南由中华中医药学会提出并归口。

本指南主要起草单位：贵州中医学大学第一附属医院。

本指南参加起草单位：甘肃省中医院、香港中国整脊研究院、佛山市中医院、广西骨伤医院、北京电力医院、广东省中医院、常州市中医院、成都军区昆明总医院、北京昌平区光明骨伤医院、上海江东医院。

本标准主要起草人：王松、赵道洲、张国仪、张盛强、安平、李俊杰、张琥、陈剑俊、邹培、王秀光、韦春德、李国栋。

本指南于 2012 年 10 月首次发布，2019 年 1 月第一次修订。

引　言

2012 年发布的《中医整脊常见病诊疗指南》对于规范常见脊柱劳损病的中医临床诊断、治疗，为临床中医师提供常见脊柱劳损病整脊常规处理策略与方法，全面提高常见脊柱劳损病中医临床疗效和科研水平方面发挥了重要作用。但临床中发现该指南缺乏疗效评定方法，且尚存定义不够准确，鉴别诊断不够完善等问题，基于以上原因对该指南进行补充、修订、完善。

按照《关于印发 2015 年中医临床诊疗指南和治未病标准制修订项目工作方案的通知》（《国中医药法监法标便函〔2015〕3 号）要求，中华中医药学会组织成立了中医整脊临床诊疗指南专家指导组。经个人报名、学科专家指导组协调成立骨质疏松脊椎并发症（修订）项目工作组。本次修订基于文献研究、两轮专家问卷调查、专家论证会、同行征求意见、临床评价（临床一致性评价）等工作，并在多次分析研究的基础上，按照中医临床诊疗指南编写规则，完成了本次修订工作。

本次修订的目的主要是为了规范整脊科骨质疏松脊椎并发症的临床医疗行为，给临床医生推荐可以实际应用的骨质疏松脊椎并发症诊断、鉴别诊断、中医辨证和治疗的方法。

中医整脊科临床诊疗指南 骨质疏松脊椎并发症

1 范围

本指南规定了骨质疏松脊椎并发症的诊断、治疗与疗效评定。

本指南适用于骨质疏松脊椎并发症的诊断、治疗与疗效评定。

本指南所指的骨质疏松脊椎并发症包含因脊椎骨质疏松导致的脊椎压缩性骨折或脊椎椎管狭窄症。

2 术语和定义

下列术语和定义适用于本指南。

2.1

骨质疏松脊椎并发症 Vertebral osteoporosis complications

骨质疏松脊椎并发症是指以脊椎骨量减少，骨质有机成分不足和骨组织微结构破坏为特征，导致脊椎骨骼脆性增加，易发生脊椎骨折或相应节段椎管狭窄的脊椎骨性疾病。

骨质疏松脊椎并发症属于中医的"痹证""痿症""骨枯"范畴。

3 诊断

3.1 诊断要点

3.1.1 病史

多见于老年人，特别是更年期前后妇女，或长期卧床患者。

3.1.2 临床表现

3.1.2.1 症状

参照 ZYYXH/T119—2008 中医内科常见病诊疗指南·骨质疏松症。

3.1.2.2 合并症状

3.1.2.2.1 合并有脊椎压缩性骨折

常见胸腰椎压缩性骨折，产生急性疼痛，疼痛沿脊柱向两侧扩散，仰卧或坐位时疼痛减轻，直立时后伸，或久坐、久卧时疼痛加剧，日间疼痛轻，夜间和清晨醒来时加重，弯腰、肌肉运动、咳嗽、大便用力时加重。

3.1.2.2.2 合并脊椎椎管狭窄症

可见持续性的腰痛或骶部疼痛，症状的轻重常与体位有关，前屈位、下蹲、坐位或屈膝屈髋侧卧时疼痛减轻，腰后伸位、站立、行走时疼痛加重。有时伴有单侧或双侧腿痛，腰后伸时出现腰腿痛及麻木，前屈位时疼痛、麻木缓解。间歇性跛行是本症特有的临床特征。可伴有小便频，或失禁，大便无力。

3.1.2.3 体征

参照 ZYYXH/T119—2008 中医内科常见病诊疗指南·骨质疏松症。

3.1.2.4 合并体征

3.1.2.4.1 合并有脊椎压缩性骨折

脊椎压缩相应部位的棘突可有压痛、叩击痛，日久脊椎压缩变形，脊椎前倾，身长缩短，背曲加剧，形成驼背。

3.1.2.4.2 合并有脊椎椎管狭窄症

未造成脊椎管持续性压迫时多数无明显症状。做长时间直立后伸试验时可见下肢麻木、酸痛感。或伴有马鞍区感觉减退、排便或排尿功能障碍，下肢感觉与肌力减退。

3.1.2.5 影像学检查

3.1.2.5.1 X线检查

常规以胸 8 ~ 腰 3 节段为中心行 X 线侧位摄片检查，可将椎体骨质疏松变化分为Ⅲ度。即：

Ⅰ度（轻度）为骨密度轻度降低，横向骨小梁减少，纵向骨小梁变得明显。

Ⅱ度（中度）椎体骨密度进一步降低，横向骨小梁明显减少，纵向骨小梁变得稀疏、粗糙。

Ⅲ度（重度）骨密度显著降低，横向骨小梁几乎消失，纵向骨小梁不明显，整体呈模糊感。

合并脊椎压缩性骨折者，正位片可见椎体旋转、侧弯；侧位片可见椎体双凹状（元宝状）或楔形改变，呈多个跳跃性出现，椎曲呈Ⅳ或Ⅴ级。

合并有脊椎椎管狭窄症者，正位片可见椎体旋转、侧弯；侧位片可见椎曲变小或加大，椎曲呈Ⅳ或Ⅴ级。

3.1.2.5.2 CT检查

合并有脊椎压缩性骨折者 CT 矢状面可见椎体骨小梁连续性紊乱、中断，椎体楔形变。

合并有脊椎椎管狭窄症者 CT 矢状面扫描可见椎体楔形变，横断面扫描可显示病变椎体相应节段椎体边缘骨质增生，相应椎管占位病变，椎管腔径变小、狭窄。

3.1.2.5.3 MRI检查

能从骨组织周围软组织及骨髓中含有大量脂肪和水肿反映病变椎体楔形变形态，以及是否有明显骨挫伤表现和相应节段椎管腔径变小、狭窄。急性期在 T1WI 上的典型表现为：压缩椎体终板骨折处附近有局灶性低信号影存在，其大小在最初 2 ~ 4 个月间无明显变化，压脂（短时间反转恢复或 T2WI 压脂）序列上终板骨折附近有局灶性线状或三角形高信号影。

3.1.2.6 骨密度测量

明确骨质疏松程度。ZYYXH/T119—2008 中医内科常见病诊疗指南·骨质疏松症。

3.1.2.7 实验室检查

参照 ZYYXH/T119—2008 中医内科常见病诊疗指南·骨质疏松症。

3.1.3 诊断分型

参照 ZYYXH/T119—2008 中医内科常见病诊疗指南·骨质疏松症。

3.2 鉴别诊断

3.2.1 脊椎骨性关节炎

脊椎骨性关节炎是由于可运动的脊椎小关节软骨变性、破坏而导致的关节软骨、滑膜、关节囊等关节组成成分的一系列损害。其表现为关节开始活动时疼痛明显，随着活动继续，疼痛可逐步好转、消失。病情加重后可出现椎小关节变形，疼痛程度不断加重，关节活动逐步受限，脊柱主、被动活动时均有明显的疼痛。

3.2.2 腰肌劳损

有明显的腰扭伤或体力劳动史，多发生在健康的中青年人群。经过适当时间的物理治疗或休息，疼痛可完全消失。

3.2.3 外伤性脊椎压缩性骨折

有明显外伤史，表现以腰背疼痛、活动受限为主，可有相应受伤节段的皮下瘀斑、棘突叩击痛，伴有相应受伤节段的脊髓受压迫症状。影像学检查可见单个或多个受伤椎骨骨折或椎体楔形样变、爆裂样变。

3.2.4 多发性骨髓瘤

约 6% 的患者以疼痛为主要的首发症状，起病间歇、游走，类似风湿痛，以后逐渐加重，变为持续疼痛，或广泛的钝痛或剧痛。最常见的部位是脊柱腰段，其次是胸廓和肢体。患者常有消瘦、贫血、血沉增快，尿蛋白阳性，骨髓检查有异常的瘤细胞。

3.2.5 转移性骨肿瘤

多数转移性骨肿瘤集中于躯干和四肢近端长骨的松质骨内，椎体也为转移性骨肿瘤最好发部位。多为溶骨型，少数为增生型，在少数病例中，二者能同时存在。主要症状为日益加重而由间歇性逐渐变为持续性的深部疼痛，疼痛常固定在骨肿瘤发生的部位，呈持续进行性加重，夜间疼痛难眠，在脊椎由于肿瘤对骨骼的破坏或向椎管内侵袭，可出现下肢瘫痪，患者常有消瘦、贫血、血沉增快，部分患者有原发性肿瘤病史。

4 辨证

参照 ZYYXH/T119—2008 中医内科常见病诊疗指南·骨质疏松症。

5 治疗

5.1 治疗原则

以理筋、调曲、练功为原则。

5.2 治疗方法

5.2.1 理筋疗法

5.2.1.1 药熨法（推荐级别：D）

取温经通络药物打成粗粉，加酒、醋各半拌匀，加热后纱布包裹，熨病变部位，改善肌肉功能，每次 30 分钟。药熨时温度以患者适应为宜，避免烫伤；所用药物尽量选择对皮肤刺激小的，药熨后如局部皮肤有红点、出现过敏反应者，需停用本法。

5.2.1.2 针刺法（推荐级别：C）

选取胸、腰夹脊穴针刺以通络止痛，可配合循经取穴针刺以强筋壮骨。每日 1 次，适当留针。或梅花针于病变部位腧穴反复叩刺，以局部微热或充血为度。

5.2.1.3 推拿法（推荐级别：C）

沿脊柱两侧进行轻柔按揉，伴有下肢症状者，行下肢按揉手法以改善下肢血液循环。按揉手法切忌暴力，骨折患者禁用。

5.2.1.4 刺络放血拔罐法（推荐级别：C）

用皮肤针重叩脊柱两侧，使之少许出血，加拔火罐。

5.2.2 牵引调曲疗法

5.2.2.1 脊椎骨质疏松压缩性骨折牵引调曲法

选用仰卧位颈椎布兜牵引法，应用四维整脊牵引床辨证行四维调曲法治疗，调颈、胸、腰曲度。

5.2.2.2 脊椎骨质疏松椎管狭窄牵引调曲法（推荐级别：D）

选用一维调曲法和三维调曲法。

在做颈椎布兜牵引法和四维调曲法牵引时，需要严格注意患者的承受能力。本病禁用正脊骨法。

上述理筋、调曲疗法每日 1~2 次，10 天一个疗程，休息 1 日，再行第二疗程。一般 2 个疗程显效，临床疗效观察为 4~9 个疗程。肌肉神经功能恢复需要更长时间。

5.2.3 药物疗法（推荐级别：C）

常型可选用具有滋补肝肾、温经通络、强身壮骨的中成药，如仙灵骨葆胶囊，腰痛宁胶囊，河车大造丸等治疗骨质疏松和骨质疏松症，以促进骨形成，抑制骨吸收，增加椎骨密度。也可局部敷贴活血舒筋类膏药。其他参照 ZYYXH/T119—2008 中医内科常见病诊疗指南·骨质疏松症。

5.2.4 练功疗法（推荐级别：B）

根据患者症状，选用"健脊强身十八式"第一式、第十式、第十一式、第十四式、第十五式、第十六式、第十七式，行功能锻炼，辅助治疗。

5.3 预防与调摄

——饮食中应保证摄入足够的钙、维生素 D 和蛋白质。

——运动预防，各种健身法。

——改变生活习惯，顺应四时气候变化，生活起居有规律，不妄劳作。

——补肾健骨中药能预防及治疗骨质疏松及其骨折，宜合理运用补肝肾类中药。

——通过体育锻炼、改善周围不良环境、健康教育等方式预防老年人跌倒，防止因跌倒而致骨折。

——做脊椎骨质疏松并发症患者检查时，不宜做脊椎各段的被动活动。

——脊椎骨质疏松压缩性骨折患者建议佩戴支具保护。

6 疗效评定

6.1 治愈

临床症状消失，椎曲改善 2 级以上，压缩变扁的椎体高度明显恢复，恢复正常活动。或腰部活动基本正常，下肢无明显疼痛、麻痹，行走 500 米无症状。

6.2 好转

临床症状有改善，椎曲改善 1 级左右，后遗慢性腰背痛或脊椎后突、畸形等，但不影响日常活动。或腰部活动明显受限，下肢麻痹无力、酸胀、疼痛，步行不足 100 米腰部疼痛可忍受。

6.3 未愈

临床症状无改变，椎曲无改变，腰背部等主要症状无减轻。或腰部活动障碍，腰部疼痛难忍，需扶持行走或因疼痛不能行走。

参 考 文 献

［1］ ZYYXH/T417—441—2012. 中医整脊常见病诊疗指南［S］. 北京：中国中医药出版社，2012.

［2］ ZYYXH/T119-2008. 中医内科常见病诊疗指南中医病证［S］. 北京：中国中医药出版社，2008，07.

［3］ 吕刚，孟庆才，邓迎杰，等. 骨质增生丸治疗原发性骨质疏松症的临床研究［J］. 中药药理与临床，2014，30（03）：146-149.（中医文献依据分级：Ⅱ级，Jadad 评分：4 分）

［4］ 胥少汀，葛宝丰，徐印坎. 实用骨科学［M］. 北京：人民军医出版社，2012.

［5］ 韦以宗. 中国整脊学［M］. 第 2 版. 北京：人民卫生出版社，2012.

［6］ 邵福元，邵华磊. 颈肩腰腿痛应用诊疗学［M］. 河南：河南科学技术出版社. 2009.

［7］ 董雪，尹莹，贾文，等. 腹针加夹脊穴对原发性骨质疏松症骨代谢的影响［J］. 湖北中医杂志，2014，36（08）：10-11.（中医文献依据分级：Ⅱ级，Jadad 评分：2 分）

［8］ 宋青龙. 仙灵骨葆胶囊联合推拿治疗老年性骨质疏松症随机平行对照研究［J］. 实用中医内科杂志，2013，27（10）：27-29.（中医文献依据分级：Ⅱ级，Jadad 评分：3 分）

［9］ 嘉士健. 针灸补脾肾祛瘀血法治疗骨质疏松症疼痛 54 例［J］. 陕西中医，2014，35（01）：81-83.（中医文献依据分级：Ⅱ级，Jadad 评分：3 分）

［10］ 金建峰，张经纬. 仙灵骨葆胶囊治疗骨质疏松疼痛临床疗效分析及安全性评价［J］. 中华中医药学刊，2014，32（12）：3050-3052.（中医文献依据分级：Ⅱ级，Jadad 量表评分：3 分）

［11］ 王惠，袁强，苗柳，等. 腰痛宁胶囊治疗腰椎骨性关节炎寒湿瘀阻型 72 例临床观察［J］. 中医杂志，2015，56（17）：1491-1494.（中医文献依据分级：Ⅱ级，Jadad 量表评分：3 分）

［12］ 张竞，杨晓利，张静，等. 腰痛宁胶囊治疗寒湿瘀阻型腰椎骨性关节炎量效关系分析［J］. 中医药临床杂志，2015，27（01）：99-101.（中医文献依据分级：Ⅱ级，Jadad 量表评分：6 分）

［13］ 陈希龙，梁晓辉. 河车大造丸加减治疗肝肾不足型原发性骨质疏松症 57 例临床观察［J］. 中医药导报，2010，16（08）：40-41.（中医文献依据分级：Ⅱ级，Jadad 评分：3 分）

［14］ 杜雄伟，李琳. 运动对老年骨质疏松的影响［J］. 中国药物与临床，2016，16（10）：1486-1488.（中医文献依据分级：Ⅰ级，Jadad 评分：2 分）

［15］ 谢雁鸣，宇文亚，董福慧，等. 原发性骨质疏松症中医临床实践指南（摘录）［J］. 中华中医药杂志，2012，27（07）：1886-1890.

ICS 11.120
C 05

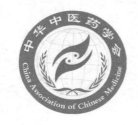

团　体　标　准

T/CACM 1299—2019

中医整脊科临床诊疗指南
腰椎后关节错缝症

Clinical guidelines for diagnosis and treatment of spinal orthopedics in TCM
Lumbar Facet Joint Dysfunction

2019－01－30 发布

2020－01－01 实施

中华中医药学会 发布

前　言

本指南按照 GB/T 1.1—2009 给出的规则起草。

本指南代替了 ZYYXH/T425—2012 中医整脊常见病诊疗指南·腰椎后关节错缝症，与 ZYYXH/T425—2012 相比，除编辑性修改外，主要技术变化如下：

——修改了范围（见 1，2012 版的 1）；

——修改了定义（见 2，2012 版的 2）；

——修改了病史（见 3.1.1，2012 年版的 3.1.1）；

——修改了症状（见 3.1.2，2012 年版的 3.1.2）；

——修改了的诊断分型（见 3.1.3，2012 年版的 3.1.3）；

——修改了的鉴别诊断（见 3.2，2012 年版的 3.2）；

——增加了辨证（见 4）；

——修改了急性期治疗（见 4.2.1，2012 年版的 4.2.1）；

——修改了缓解期治疗（见 4.2.2，2012 年版的 4.2.2）；

——增加了辨证论治（见 5.2.3.1）；

——修改了中成药（见 5.2.3.2，2012 年版的 4.2.3）；

——增加了预防与调摄（见 5.3）；

——增加了"疗效评定"（见 6）；

——增加了参考文献。

本指南由中华中医药学会提出并归口。

本指南主要起草单位：云南省中医医院。

本指南参加起草单位：温州市卫生干部进修学校、唐山市人民医院、浙江中医药大学附属第三医院、安徽中医药大学第二附属医院、福建中医药大学附属第二人民医院、武汉市中医医院、甘肃省中医院、玉溪市中医医院、昭通市中医医院、曲靖市中医医院等。

本指南主要起草人：王春林、杨书生、任鸿、吕立江、何光远、李长辉、高扬、赵道州、景明、黄开运、张树昆。

本指南于 2012 年 10 月首次发布，2019 年 1 月第一次修订。

引　言

　　腰椎后关节错缝症是临床常见病，中医治疗本病有悠久的历史和丰富的经验。数千年来，形成了包括药物外敷内服、针灸、推拿等在内的多种技术。2012 年发布的《中医整脊常见病诊疗指南》对于规范常见脊柱劳损病的中医临床诊断、治疗，为临床中医师提供常见脊柱劳损病整脊常规处理策略与方法，全面提高常见脊柱劳损病中医临床疗效和科研水平方面发挥了重要作用。但在临床应用中发现在科学性、严谨性、可操作性等方面仍存在不足。因此开展该指南修订工作，进一步规范诊断、治疗、疗效评定方法等内容，为临床中医师提供腰椎后关节错缝症整脊常规处理策略与方法，全面提高腰椎后关节错缝症中医临床疗效。

　　本次修订的文献研究基于循证医学证据，收集和评价古代和现代文献，进行分级评价，按照相关内容进行统计分析总结。同时，此次修订工作开展了同行一致性评价及质量方法学评价，避免了指南在实施过程中由于地域差别造成的阻碍，最大程度上保证了指南的规范性、科学性及可行性。

　　本指南的编写与修订建立在专家共识基础之上，专家论证与信函调查交替进行，直至达成一致意见，最终定稿。

中医整脊科临床诊疗指南　腰椎后关节错缝症

1　范围
本指南规定了腰椎后关节错缝症的诊断、治疗与疗效评定。
本指南适用于腰椎后关节错缝症的诊断、治疗与疗效评定。

2　术语和定义
下列术语和定义适用于本指南。

2.1
腰椎后关节错缝症 Lumbar facet joint dysfunction
腰椎后关节错缝症是指腰椎后关节因闪挫、扭伤引起的腰椎后关节微小移位而表现为急性腰痛、运动障碍等症状的一种病症。
腰椎后关节错缝症俗称"急性腰扭伤"，既往文献称"腰椎关节突关节紊乱症""急性腰椎关节突关节滑膜嵌顿"或"腰椎关节突关节错缝"等，属中医"腰部伤筋"的范畴，俗称"闪腰"。

3　诊断
3.1　诊断要点
3.1.1　病史
多因站立或弯腰姿势不当，强力扭腰，或扛抬重物或手提重物等单侧腰部运动，导致腰部扭挫伤所致。

3.1.2　临床表现
3.1.2.1　症状
腰痛，腰部活动受限，尤以后仰受限明显，严重者可出现臀部、大腿或骶尾部牵扯痛。站立时髋关节呈半屈位，需双手扶膝以支撑。脊柱任何活动，如咳嗽等震动都会使疼痛加重，部分患者不能确切指出疼痛部位。反复发作者腰部疼痛较轻；突然发作者，自觉腰部突发绞锁感，不敢活动，呈强迫性体位，如体位变化疼痛加剧。

3.1.2.2　体征
腰部肌肉处于紧张状态，尤以竖脊肌为重。腰椎活动受限，脊柱侧弯，棘突偏歪、棘突和椎旁关节突压痛。站立时髋关节半屈曲位，或需双手扶膝以支撑。下肢后伸试验阳性，直腿抬高试验阴性。

3.1.2.3　影像学检查
急性发作者，腰曲改变不大，腰椎正位片可见病变腰椎椎体旋转、棘突偏歪，后关节排列不对称，关节间隙左右宽窄不等。必要时可行腰椎 CT、MRI 检查。

3.1.3　诊断分型
3.1.3.1　滑膜嵌顿型
指腰椎后关节在强力扭挫情况下关节错缝，残留关节囊滑膜嵌顿在后关节中，不能复位。表现为腰痛剧烈，腰僵不能活动，呈强迫性体位，腰肌紧张，棘突偏歪，棘突旁压痛明显。

3.1.3.2　关节错缝型
指腰部扭挫伤致腰椎后关节发生微小错位，表现为腰痛，但腰部尚可运动，腰肌紧张不严重，棘突偏歪，棘突旁有压痛。

3.2　鉴别诊断
3.2.1　腰肌劳损
表现为腰部酸痛，喜按揉，一般不影响腰椎活动，腰部过劳后加重，平卧休息后好转。压痛点多在腰肌肌腹，检查时无小关节错缝体征。

3.2.2 腰椎间盘突出症

腰痛伴下肢放射性疼痛、麻木，直腿抬高试验阳性、直腿抬高加强试验阳性、颈静脉压迫试验阳性。病程长者，患肢肌肉萎缩，拇趾背伸力减弱。CT 或 MRI 检查示腰椎间盘突出。

3.2.3 臀部皮神经卡压征

多有臀部扭挫伤史，臀部及下肢疼痛麻木多不过膝，臀部各神经卡压点处易触及结节或条索状物。

3.2.4 腰椎脱位、骨折、结核、肿瘤

根据病史、影像学检查鉴别。

3.2.5 急性棘上、棘间韧带损伤

腰痛长期不愈，以弯腰时明显，在损伤韧带处棘突或棘间有压痛，但无红肿，有时可扪及棘上韧带在棘突上滑动。

4 辨证

4.1 气滞血瘀证

常有腰部扭挫伤史，腰痛较剧，痛处固定，刺痛或胀痛，腰活动困难，甚则不能俯仰转侧，痛处拒按。舌质紫暗或有瘀斑，舌苔白或微黄，脉弦或涩。

4.2 风寒湿痹证

常有感受风寒史，腰部冷痛重着，痛处固定，腰活动及转侧不利，痛处恶寒喜温。舌淡，苔薄白或白腻，脉缓或沉紧。

4.3 肾虚夹瘀证

腰痛反复发作，常有过劳史，腰部酸痛或刺痛，腰活动不利，痛处喜按喜揉。舌红少津或舌淡，或舌有瘀斑，苔少或苔薄白，脉弦细或沉细。

5 治疗

5.1 治疗原则

急性期以理筋疗法缓解疼痛为主，缓解期以理筋、调曲、练功为原则。

5.2 治疗方法（推荐级别：A）

5.2.1 急性期

5.2.1.1 药熨法

选用活血化瘀、通络止痛类药物，水煎后，在腰背肌处行药熨，以改善肌肉功能，缓解疼痛。药熨时温度以患者适应为宜，避免烫伤；所用药物尽量选择对皮肤刺激小的，熨后如局部皮肤有红点、出现过敏反应者，需停用本法。

5.2.1.2 针刺或刺血拔罐法

可选腰腿穴、委中穴、腰三横突处针刺放血；可选腰部夹脊穴及下肢的环跳、阳陵泉、光明等穴位针刺。可配合电针治疗。

5.2.1.3 注意事项

——急性发作期应绝对卧床休息。

——急性期腰肌紧张者慎用正脊骨法，以免加重损伤。

5.2.2 缓解期

5.2.2.1 理筋疗法

药熨、针刺疗法或刺络放血、拔罐法，同急性期治疗。

5.2.2.2 正脊骨法

行腰椎旋转法纠正椎体旋转。

5.2.3 药物疗法

5.2.3.1 辨证论治

5.2.3.1.1 气滞血瘀证

治法：活血化瘀，理气止痛。

主方：身痛逐瘀汤（《医林改错》）加减。

5.2.3.1.2 风寒湿痹证

治法：散寒除湿，温通经络。

主方：羌活胜湿汤（《脾胃论》）加减。

5.2.3.1.3 肾虚夹瘀证

治法：补肾活血，通络止痛。

主方：独活寄生汤（《备急千金要方》）加减。

5.2.3.2 中成药

可根据辨证选用温经通络、活血止痛类中成药，如腰痛宁胶囊等；温经散寒、通络止痛类中成药，如风湿骨痛胶囊等；也可局部敷贴活络止痛、祛风除湿类外用药物，如消痛贴膏等。

5.2.4 练功疗法

选用"健脊强身十八式"第十四式和第十五式进行功能锻炼，加强腰背肌力量。

5.3 预防与调摄

——腰部不宜过伸，急性期可予腰围固定，限制腰椎活动。

——疼痛缓解后行"健脊强身十八式"第十四式和第十五式，加强腰背肌力量，防止疾病复发。

6 疗效评定标准

6.1 治愈

腰部疼痛消失，腰部活动功能正常，体征消失；X 线示脊柱无侧弯，棘突无明显偏歪。

6.2 好转

腰部疼痛减轻，局部还有疼痛，腰部活动基本正常；X 线示脊柱轻度侧弯，棘突偏歪改善。

6.3 未愈

症状、体征未减轻，X 线无改变。

参 考 文 献

[1] ZYYXH/T417—441—2012,中医整脊常见病诊疗指南［S］. 北京：中国中医药出版社，2012.

[2] 韦以宗. 中国整脊学［M］. 第2版. 北京：人民卫生出版社，2012.

[3] 韦以宗. 整脊疾病学［M］. 北京：人民卫生出版社，2009.

[4] 冯天有. 中西医结合治疗软组织损伤［M］. 北京：人民卫生出版社，1997.

[5] 潘之清. 实用脊柱病学［M］. 济南：山东科学技术出版社，1996.

[6] 杜春林，王庆普，黄沪，等. 腰椎小关节紊乱症临床症状与影像学相关性的研究［J］. 中国中医骨伤科杂志，2010，18（10）：20－24.（中医文献依据分级：Ⅴ级；MINORS 条目评分：14 分）

[7] 田新宇. 腰椎后关节错缝诊疗指南编写报告［J］. 世界中医骨科杂志，2011，（12）：21.（中医文献依据分级：Ⅴ级；MINORS 条目评分：16 分）

[8] 张明才，詹红生，石印玉，等. "骨错缝、筋出槽"理论梳理［J］. 上海中医药杂志. 2009，11，43（1）：59－62.（中医文献依据分级：Ⅴ级；MINORS 条目评分：18 分）

[9] 田纪钧. 骨错缝与筋出槽治疗术［M］. 北京：人民军医出版社，2007.

[10] ZY/T001.1～001.9—94,中医病证诊断疗效标准［S］. 南京：南京大学出版社，1994.